新冠肺炎
防治精要

主 审：钟南山 王 辰
主 编：瞿介明 曹 彬 陈荣昌

U0295205

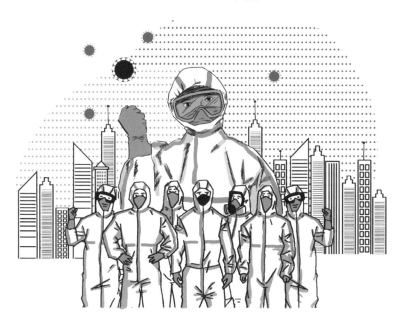

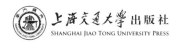

上海交通大学出版社
SHANGHAI JIAO TONG UNIVERSITY PRESS

内容提要

2019 年 12 月以来,我国武汉地区暴发的新型冠状病毒肺炎(COVID‐19)出现发热、乏力、咳嗽、呼吸困难等症状,表现出明显的人际传播和跨地区传播的特点。在疫情早期,COVID‐19 的流行病学特点、临床救治方案和医护人员防护信息瞬息万变、纷乱芜杂。为更好地指导临床,中华医学会呼吸病学分会、中国医师协会呼吸医师分会组织了王辰院士、瞿介明教授领衔的呼吸与危重症医学领域专家,以及曾光教授等流行病、疾病控制等和本次疫情防控密切相关的其他专业领域的专家,在"呼吸界"直播平台发起系列讲座,动态跟踪收集一线医护人员密切关注的问题,对新冠肺炎的科学认识、发病机制、诊断、治疗、预防与控制等,进行了讲座和答疑。本书在此基础上进行了梳理,以问答形式呈现了系列讲座中的精华内容,期待能为广大医护人员和普通读者认识和防控 COVID‐19 提供借鉴。

图书在版编目(CIP)数据

新冠肺炎防治精要/瞿介明,曹彬,陈荣昌主编.—上海:上海交通大学出版社,2020

ISBN 978‐7‐313‐23082‐9

Ⅰ.①新…　Ⅱ.①瞿…②曹…③陈…　Ⅲ.①日冕形病毒－病毒病－肺炎－防治

Ⅳ.①R563.1

中国版本图书馆 CIP 数据核字(2020)第 043398 号

新冠肺炎防治精要
XINGUAN FEIYAN FANGZHI JINGYAO

主　　编:瞿介明　曹　彬　陈荣昌

出版发行:上海交通大学出版社　　　　　　地　　址:上海市番禺路 951 号

邮政编码:200030　　　　　　　　　　　　电　　话:021‐64071208

印　　制:上海锦佳印刷有限公司　　　　　经　　销:全国新华书店

开　　本:710mm×1000mm　1/16　　　　印　　张:14.75

字　　数:264 千字

版　　次:2020 年 4 月第 1 版　　　　　　印　　次:2020 年 4 月第 1 次印刷

书　　号:ISBN 978‐7‐313‐23082‐9

定　　价:48.00 元

编委会名单

主　审

钟南山　王　辰

主　编

瞿介明　曹　彬　陈荣昌

副主编

张　静　王一民　周　敏

编　委　（按姓氏拼音排序）

曹　彬（中日友好医院呼吸与危重症医学科 主任医师）

陈荣昌（深圳市呼吸疾病研究所 主任医师）

迟春花（北京大学第一医院全科医学科 主任医师）

郭　强（苏州大学附属第一医院重症医学科 主任医师）

郭佑民（西安交通大学第一附属医院影像科 主任医师）

胡　明（武汉市肺科医院重症医学科 主任医师）

黄　怡［海军军医大学第一附属医院（上海长海医院）呼吸与危重症医学科 主任医师］

蒋荣猛（北京地坛医院感染二科 主任医师）

黎　健（上海交通大学医学院附属瑞金医院临床研究中心 主任医师）

李　强（同济大学附属东方医院呼吸医学中心 主任医师）

刘　良（湖北同济法医学司法鉴定中心,华中科技大学法医系 主任法医师）

瞿介明（上海交通大学医学院附属瑞金医院呼吸与危重症医学科 主任医师）

施　毅（南京大学医学院附属金陵医院呼吸与危重症医学科 主任医师）

宋元林（复旦大学附属中山医院呼吸与危重症医学科 主任医师）

王　辰（中国工程院院士，中国医学科学院北京协和医学院院校长）

王一民（中日友好医院呼吸与危重症医学科 副主任医师）

吴安华（中南大学湘雅医院感染控制中心 主任医师）

曾　光（中国疾病预防控制中心 研究员）

张　静（复旦大学附属中山医院呼吸与危重症医学科 主任医师）

张笑春（武汉大学中南医院影像科 主任医师）

赵建平（华中科技大学同济医院呼吸与危重症医学科 主任医师）

周　敏（上海交通大学医学院附属瑞金医院呼吸与危重症医学科 主任医师）

序

　　己亥末庚子初，我国武汉地区短期内出现了多例以发热、咳嗽、乏力和(或)呼吸困难为主要症状的不明原因肺炎病例。现已确定该疾病由一种新的冠状病毒，即 2019 新型冠状病毒(2019 novel coronavirus，2019 – nCoV)引起，该病也相应地被命名为 2019 冠状病毒病(coronavirus disease 2019，COVID – 19)。在疫情早期，COVID – 19 的流行病学特点、临床救治方案和医护人员防护等方面的信息瞬息万变、纷乱芜杂，为此，中华医学会呼吸病学分会、中国医师协会呼吸医师分会发起系列讲座，动态跟踪收集一线医护人员密切关注的问题，组织专家在"呼吸界"直播平台举行讲座并答疑。系列讲座共有 20 讲，汇集了王辰院士、瞿介明教授领衔的呼吸与危重症医学领域专家，以及曾光教授等流行病、疾病控制等和本次疫情防控密切相关的其他专业领域的专家，累计有 60 多万人次通过"呼吸界"直播平台观看了直播并进行了问答互动，为国内抗击疫情提供了有力的学术支撑。

　　回顾国内抗疫历程，我们可以看到，随着资料的积累，研究人员对 COVID – 19 的了解日益深入和全面；相应地，医护人员采取的防控措施和诊疗方案也在不断调整完善，特别是发病率不同的地区有着各自的防控特点，例如临床诊断标准在重点区域的使用、诊疗方案中加入病理表现等。为了真实再现我们对 COVID – 19 的认识过程，并总结已有防控经验，我们编写了这本书。本书以问答形式呈现了系列讲座中的精华内容，并以讲座的日期顺序排列对一个问题在不同时间点的解答，以期能为广大医务工作人员和读者提供借鉴。时至今日，我们对 COVID – 19 的认识仍较为肤浅，新知识、新技术仍在不断丰富，而抗疫已进入一个新的阶段，这种对新发疾病(特别是具有重大社会经济影响的急性呼吸道传染病)的动态视角，相信也会对今后的防控工作有所启示。

　　值此成书之际，由衷感谢在抗击疫情的百忙之中应邀参加系列讲座的诸位专家，感谢抗击疫情一线医务人员的积极参与与互动，感谢"呼吸界"直播平台的组织！没有一线的实践经验，没有研究的总结，没有讨论、交流甚至是争辩，在这么短的时间内初步了解一个新疾病的全貌是不可能实现的!

　　本书由讲稿整理而成,学术的体系化和用语不免欠缺,而且部分观点仅代表当时情况,随着时间的推移可能认识会有所变化。此外,由于成书时间紧迫,书中可能存在不少错讹之处,恳请广大读者批评指正。

中华医学会呼吸病学分会　　　　　　　中国医师协会呼吸医师分会

主任委员　瞿介明　　　　　　　　　　　会长　王　辰

2020 年 4 月

目 录

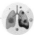

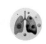

第一章

呼吸道病毒感染与新冠肺炎

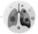

◯ 1. 呼吸道病毒感染性疾病常见吗?

 陈荣昌(2月29日)

病毒感染性疾病始终是人类健康面临的一大挑战。出现新冠肺炎以后的科普宣传中提到野外有超过1万种病毒,而人类认识的可能只有几百种。近几十年来,人类不断面临着细菌及病毒感染带来的挑战。新发传染病的病原体最常见的是病毒,所以我们应该关注呼吸道病毒感染性疾病的严重性。可致呼吸道感染的常见病毒有很多,包括流感相关的病毒、人类偏肺病毒、麻疹病毒、鼻病毒、肠道病毒、冠状病毒、呼吸道合胞病毒、腺病毒、巨细胞病毒、单纯疱疹病毒等。其中,冠状病毒就有100多种。可致呼吸道感染的常见病毒见图1-1。

我们平常不太关注"冠状病毒",因为和人类的关系不是很大,出现严重急性呼吸综合征(非典型肺炎,SARS)和新冠肺炎以后,大家才开始重视它。蝙蝠似乎是冠状病毒的最佳宿主之一。到目前为止,包括2019新冠病毒在内,人们所了解的能感染人类的冠状病毒有7种。人冠状病毒229E、人冠状病毒NL63以及人冠状病毒OC43是导致人感冒的常见病毒,只不过致病性不算很强,通常具有自限性,过去也没有针对性药物,所以大家不太关注。但是我们要知道SARS和新冠病毒给人类社会带来了严重影响,因此,我们需要更加关注呼吸道病毒感染的问题。常见冠状病毒的分类见图1-2。

从禽流感"A"到寨卡"Z",近年来新发病毒不断涌现,并呈现出暴发的不确定性。新发病毒不会只有A到Z 26个字母就会结束,人类将会面临由此带来的新挑战。控制传染病必须进行持续检测和基础研究,需启动全球病毒组计划,

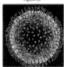

临床病毒学，2009

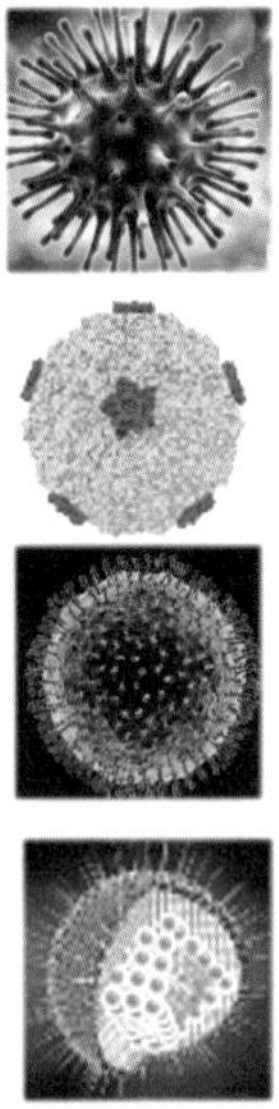

病毒	英文名	DNA/RNA
甲型流感病毒	Influenza virus A	RNA
乙型流感病毒	Influenza virus B	RNA
副流感病毒-Ⅰ型	Parainfluenzavirus-Ⅰ	RNA
副流感病毒-Ⅱ型	Parainfluenzavirus-Ⅱ	RNA
副流感病毒-Ⅲ型	Parainfluenzavirus-Ⅲ	RNA
呼吸道合胞病毒-A	Respiratory syncytial virus-A	RNA
呼吸道合胞病毒-B	Respiratory syncytial virus-B	RNA
人类偏肺病毒	Human metapneumovirus	RNA
麻疹病毒	Measles virus	RNA
鼻病毒	Rhinovirus	RNA
肠道病毒	Enterovirus	RNA
冠状病毒	Coronavirus	RNA
SARS冠状病毒	SARS coronavirus	RNA
腺病毒	Adenovirus	DNA
单纯疱疹病毒	Herpes simplex virus	DNA
水痘-带状疱疹病毒	Varicella-zoster virus	DNA
EB病毒	Epstein-Barr virus	DNA
巨细胞病毒	Cytomegalovirus	DNA

▲ 图 1-1 可致呼吸道感染的常见病毒

潜在基因库

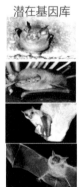

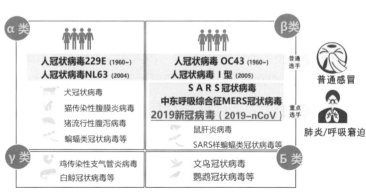

Nat Rev Microbiol. 2019 Mar;17(3):181-192
病毒学报, 2013,29（1）:65-70

Exp Biol Med (Maywood). 2009 Oct;234(10):1117-27
人冠状病毒与人季节呼吸道感染几中国杂志, 传染杂志,2011,8(2):154-159

▲ 图 1-2 冠状病毒的分类

对新发、突发传染病发起"主动出击,全面出击"。

当病毒感染后,会出现各种类型的上、下呼吸道感染,包括感冒、咽炎、气管炎、细支气管炎、肺炎等。尽管不同的病毒感染导致的疾病谱有所区别,但不同的病毒也可能出现同样的疾病。比如流感病毒,除了感冒以外,也会引起成人肺炎;腺病毒也会引起重症肺炎;鼻病毒主要引起感冒,但是也会引起肺炎;巨细胞病毒在免疫低下人群中的感染,是现代医学(大剂量化疗、免疫抑制治疗、器官移植等)面临的巨大挑战。

病毒是社区获得性肺炎(CAP)的主要病原体之一,其重要性日益受到重视,其在医院获得性肺炎(HAP)、慢性阻塞性肺疾病急性加重(AECOPD)、支气管扩张感染等疾病中都有一定作用。

 2. 新冠病毒来源于何处? 它与哪些野生动物可能有关?

 吴安华(3月3日)

新冠病毒属于冠状病毒的β属,有包膜,圆形或椭圆形,但常为多形性,直径60~140 nm。世界卫生组织(WHO)将它命名为2019-nCoV。21世纪以来,先后出现三次冠状病毒的流行,如2003年的非典冠状病毒,首先发现于广东;2012年的中东呼吸综合征(MERS)冠状病毒,首先发现于中东地区;2019年的新冠病毒,目前首发地不明。这3种是传染性和致病力都比较强的冠状病毒。

除了这3种冠状病毒,还有4种冠状病毒对人可致病,但它们主要引起感冒,占感冒病毒的10%~15%,且病情较轻,传染性不强。但非典、中东呼吸综合征和新冠病毒致病力较强,传染性较强,影响较大。

图1-3为我国发现的新冠病毒电镜下的图片。它可侵蚀呼吸道上皮细胞,引起致病。

图1-4显示的是α、β、γ、δ4个属的冠状病毒,它们之间基因结构差别较大,即使在同一属里,比如β属,不同种的冠状病毒基因差别比较大。目前的新冠病毒与图1-4所示的冠状病毒相比,基因差别较大。

图1-5指冠状病毒的不同属,粉红色为β属,还有α、γ、δ属。γ属是最小的属。从图1-5可见,骆驼是与中东呼吸综合征冠状病毒相关联的,骆驼上方为果子狸,果子狸是与非典冠状病毒相关联的。之前发现非典冠状病毒来自果

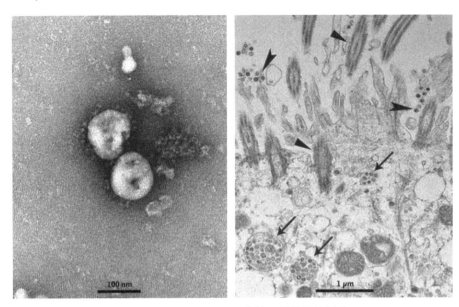

▲ 图 1-3 2019-nCoV 电镜下显示图(局部)

出处：Zhu N，Zhang D，Wang W，et al. A novel coronavirus from patients with pneumonia in China [J]. N Engl J Med. 2019. DOI：10. 1056/NEJMoa2001017.

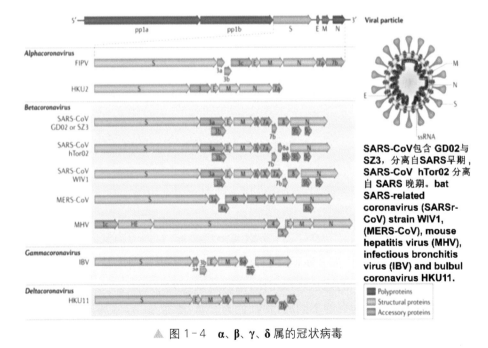

SARS-CoV包含 GD02与 SZ3，分离自SARS早期，SARS-CoV hTor02 分离自 SARS 晚期。bat SARS-related coronavirus (SARSr-CoV) strain WIV1, (MERS-CoV), mouse hepatitis virus (MHV), infectious bronchitis virus (IBV) and bulbul coronavirus HKU11.

▲ 图 1-4 α、β、γ、δ 属的冠状病毒

出处：Nat Rev Microbiol 17，181-192(2019). https://doi. org/10. 1038/s41579-018-0118-9

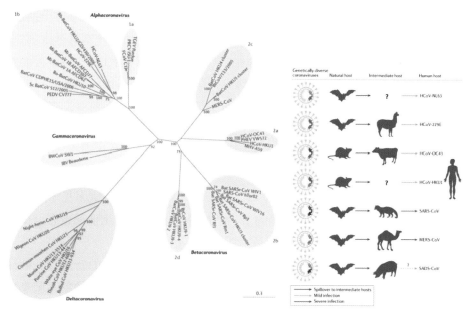

▲ 图 1-5　冠状病毒与中间宿主

出处：Nat Rev Microbiol 17,181-192(2019). https://doi.org/10.1038/s41579-018-0118-9

子狸,中东呼吸综合征冠状病毒来自骆驼。最新研究发现,引起非典和中东呼吸综合征的冠状病毒,最早的来源都是蝙蝠。新冠病毒实际上也来自蝙蝠,现在认为它来自菊头蝠。关于它的中间宿主还没有确定,但研究显示,可能与穿山甲或者蛇这些野生动物有关。

3. 新冠肺炎的临床特点有哪些？

 蒋荣猛(2月1日)

　　现在认为潜伏期一般为 7~14 天,最短为 1 天,最长可达 20 天。发病是以发热、乏力、干咳为主要表现,但是这种表现没有特异性,流感和其他的呼吸道感染也可呈现这些症状,但是鼻塞、流涕等上呼吸道症状相对少见。本次的新冠病毒有一个特点就是约半数患者在发病一周后出现呼吸困难,大概有 1/3 的患者出现的症状和影像学是分离的,一开始有人不发热,没有明显的咳嗽或者呼吸困难,但肺部影像学在不断进展,在 1 周左右明显加重,严重者可快速进展为急性呼吸窘迫综合征(ARDS)、脓毒症休克、难以纠正的代谢性酸中毒、出凝血功能障碍和多器官功能衰竭。值得注意的是,重症、危重症患者病程中可为中低热,甚至无明显发热。尤其是重症患者更容易表现出不典型,比如在武汉某医院,一个患者在神经外科做垂体瘤手术,所以他的肺炎根本就没有被医生发现,等到发现的时候已经有相当多的医务人员被感染,该患者的表现就比较隐蔽。因此我们在早期就呼吁在病房防范的时候,所有的医务人员和科室都要对发热和肺炎的患者进行筛查,这一点非常重要,这也是此次疫情比较难以防控的一个特点。另外,部分患者起病症状轻微,可无发热,多在1周后恢复。总体而言,多数患者预后良好,少数患者病情危重。尤其在早期的患者,有30%~40%的患者会出现低氧血症,其中有15%~20%的患者属于重症患者。死亡病例多见于老年人和具有慢性基础疾病者,死亡病例的平均年龄是68岁,而且几乎都患有至少一种慢性基础性疾病,比如糖尿病、心脏病等。

截至1月31日,全国的新冠肺炎病死率是2.19%,湖北省的新冠肺炎病死率是3.51%,武汉市很高,新冠肺炎病死率为6.03%,湖北省以外的新冠肺炎病死率是0.23%,武汉市以外的新冠肺炎病死率是0.76%。武汉市的医疗资源在湖北省应该是最强的,有多所很好的三甲医院,比如武汉同济医院、武汉协和医院等,但是为什么武汉的新冠肺炎病死率仍然超过其他地方? 这就是我刚才提到的,武汉现在的医疗资源已经不足以应对此次疫情,所以对重症患者,一定要强调管理,而不仅仅是治疗。呼吸衰竭或者ARDS,在ICU的治疗策略不会相差很多,但是更重要的是临床管理,比如从患者的发现、重症患者的转诊、转运途中的安全、转运到下一家医院的交接等。各个省市的医疗队来支援后,他们的成员往往包括呼吸与危重症医学科和ICU医生,还有普通病房的医务人员,因此就能形成一个整体去帮助武汉的重症患者,使他们得到很好的管理。我认为这样就能把病死率降下来。总体来说,新冠肺炎的病死率并没有SARS、MERS那么高。在湖北以外的地区,由于每个病例发现及时,在治疗上相对来讲早期干预比较到位,所以病死率没有那么高。现在武汉,有些患者到了医院以后,可能无法及时转入ICU,因为ICU病床有限,所以这是现在急迫需要解决的问题。

实验室检查主要有几个方面,发病早期白细胞总数正常或降低,淋巴细胞计数减少,越重的患者淋巴细胞计数减少越明显。我们见过淋巴细胞计数低于0.1×10^9/L,和流感相似,有急性的免疫受损。部分患者出现肝酶、肌酶和肌红蛋白增高。另外,多数患者C-反应蛋白和红细胞沉降率升高,降钙素原正常。还有一个情况比较特殊,很多重症患者的凝血功能出现问题,比如D-二聚体升高、FDP升高、外周血淋巴细胞进行性减少。所以出现凝血功能异常的患者往往伴有循环功能障碍，或者远端肢体灌注不良。我见过一些危重症患者，他们的远端肢体出现坏死发黑，就像坏疽一样，整个肢体是冰凉的。还有些患者的肌钙蛋白、肌红蛋白明显升高，有的肌红蛋白甚至大于1万微克/升，非常高。

 胡 明（2月5日）

元旦之后，我们的ICU开始陆续收治新冠肺炎所致重度ARDS患者。这些患者到目前为止都是核酸检测阳性。仅有1例患者治愈时，因核酸试剂未研发出来，而未做核酸检测。收入ICU的患者都是重度ARDS，氧合指数均在100 mmHg左右（0～120 mmHg），其中2例入院时行紧急心肺复苏。截至2月5日，ICU共接诊20例。下面分享一些危重症病例的临床特点。

第一，发热与呼吸困难程度有相关性。患者在发热的时候往往会出现严重的呼吸窘迫。因为发热后需要更多氧供，因此呼吸窘迫会明显加重。

第二，淋巴细胞绝对值与病情严重程度成正相关性。入ICU的危重症患者淋巴细胞绝对值严重降低，基本在$(0.3\sim0.4)\times10^9$/L。如果患者的淋巴细胞计数逐渐恢复到1.0×10^9/L以上，其整体病情也会相应好转；如果没有恢复到1.0×10^9/L以上，往往会进入一种僵持的阶段，虽然整体情况可以维持，但是很难达到脱机拔管条件。

第三，D-二聚体明显增高，与病情严重程度正相关。ICU内的患者在严重呼吸窘迫时，D-二聚体突然会升高，最高可达50 mg/L，大多数患者升高至20～30 mg/L。有创机械通气后，D-二聚体开始逐渐下降。我们推测，新冠病毒仍然攻击细胞ACE2受体，从而影响肺动脉。我们怀疑，呼吸窘迫是否与广泛的肺泡终末毛细血管栓塞相关，因为这些患者并没有发现其他血管栓塞的证据。此外，经过有创机械通气或者无创通气后，如果病情得到改善，D-二聚体也会相应下降，但是似乎很难恢复到正常值。

第四，CD4/CD8细胞下降。曹彬教授之前发表在《柳叶刀》杂志中的论文提到新冠肺炎的患者以CD4细胞下降为主，但是我们目前看到极危重的患者，CD8细胞下降的幅度会更大一些，CD4细胞也下降。3例治愈的患者，CD8细胞基本恢复正常。如果CD8细胞没有恢复正常，病情好转程度有限。推测CD8细胞是效应T细胞，当病毒攻击肺部时，肺泡上皮或毛细血管内效应T细胞大量聚集，T细胞出现数量下降、功能下降或者耗竭。也有可能是新冠病毒直接攻击了T细胞造血过程。

第五,肺部影像学以干性渗出为主。我们收治的重症新冠肺炎,影像学表现为白肺,但是与其他白肺有区别:①这种白肺是干性渗出,几乎没有胸腔积液或者有极少量的胸腔积液。②患者均存在重力依赖区实变,也就是双下肺实变,实变发生后呼吸困难加重更明显。其他病毒性肺炎也会出现双下叶实变,经过治疗实变好转后,呼吸困难也会改善,但是这些患者重力依赖区实变不容易逆转。可能是因为当我们通过影像学探知到肺部实变时,病情已经进展了。这些患者肺部实变出现可能比较早,而且病毒损伤肺的持续时间非常久,相对比较重。③容易出现过度通气,也容易出现气压伤和容积伤。3例患者早期使用无创机械通气治疗。A患者无创通气7天,PEEP 10 cmH$_2$O,吸气压5 cmH$_2$O的情况下,出现纵隔气肿;B患者给了PEEP 12 cmH$_2$O,出现纵隔气肿;C患者外院给予无创机械通气,转入我们ICU时已经发生心搏骤停,全身皮下气肿。这些危重症新冠肺炎的患者由于自主呼吸非常强烈,无创机械通气耐受性很差。高PEEP有可能会迅速造成患者气压伤或容积伤。另外,由于肺部重力依赖区大量实变,残存肺很容易在机械通气过程中出现过度通气,导致容积伤或气压伤的表现,这也是呼吸困难进一步加重的原因。

 赵建平(2月4日)

　　本次新冠肺炎有其独特的特点:

　　(1) 主要是累及肺部。呼吸与危重症医学科的医护人员在诊治肺部疾病这方面有独特优势,可以通过患者的临床表现、胸部影像学,以及核酸检测作出诊断和判断。我们阅读胸片的能力较强,在鉴别诊断及病情严重程度判断上是强项。现在,在抢救诊治新冠肺炎的过程中,我们和很多学科在一起组成团队,呼吸与危重症医学科具有较强的阅片等方面的能力。

　　(2) 危重症患者比较多,可达20%左右。一旦确诊,一定要对病情要进行分析,判断轻重,密切观察,并且要告知患者自行密切观察,及时报告。主要是累及肺部,累及肺部之后,病情加重的一个很重要的指标就是有没有呼吸衰竭,呼吸衰竭从症状表现来看就是胸闷气喘,当然也有客观的指标,比如血氧饱和度下降。如果高热不退,有胸闷气喘,可能病情到了高峰期。对于病情,我们的判断有个时间段,先看发病多长时间,再问发热的情况,再看胸闷气喘的情况,如果发病时间7~10天或以上,又有胸闷气喘、高热,这样的患者会容易向比较重的方向发展。这时要相应做一些检查,治疗手段要跟上去。对重症患者很重要的一点是要想办法在患者出现重症高峰期的早期进行干预,不至于使患者出现很严重的呼吸衰竭。一旦出现严重呼吸衰竭再进行抢救,就已错过了最佳治疗时机。但如果抢救及时的话,绝大多数患者应该能够抢救过来。重症患者只要度过重症高峰期,比如低氧血症的时间,高峰期的两三周时间,机体就会产生抗体,可以慢慢恢复。但也不排除有一些患者,治疗反应极差,无论用什么治疗手段都没有效果,这时需要我们做判断,下一步应该怎样做,采取什么办法。

在抢救危重症患者时,要充分发挥呼吸与危重症医学科医护人员的重要作用,尤其在使用有创呼吸机、无创呼吸机以及应用有关药物方面。护理方面的优势使得呼吸与危重症医学科可以在抢救重症新冠肺炎方面作为主力军,发挥主导作用。在组建救治团队时,一定要把呼吸科的医生和护理人员作为主力。在目前人员不足的情况下,我们集结了外科、耳鼻喉科等医护人员作为帮手。但是,起决定作用的,应该还是呼吸与危重症医学科的医生。

 周　敏(2月10日)

从基础疾病来说,心脑血管疾病、内分泌系统疾病、恶性肿瘤、消化系统疾病、神经系统疾病和此次肺炎以外的呼吸系统疾病比较常见。在内分泌系统疾病中,我们发现糖尿病患者是新冠肺炎易感人群,因为我们课题组在科技部攻关项目中也在做糖尿病合并肺部感染的研究,发现糖尿病患者往往存在 T 细胞数量减少、细胞免疫功能下降,这可能与感染有一定关系,当然,病毒感染以后会进一步加剧 T 细胞的数量减少,所以这样会导致一种恶性循环。

新冠肺炎在临床上以发热、乏力、干咳为主要表现,缺乏特异性,很多细菌感染或者病毒感染都可能引起这样的临床表现。病毒性肺炎患者一般无痰,往往是干咳,即使有痰也是非常少的,但是少数患者伴有鼻塞、流涕、咽痛和腹泻等症状。重症患者多在发病 1 周后出现呼吸困难和(或)低氧血症,从目前的一些文献报道来看,患者一般是在发病 7 天后开始出现 ARDS 的表现,严重者快速进展为 ARDS、脓毒症休克、难以纠正的代谢性酸中毒和出凝血功能障碍。我们还碰到了一例患者表现为横纹肌溶解综合征。重症、危重症患者病程中可为中低热,甚至无明显发热。因临床表现缺乏特异性,仅凭临床表现鉴别流感、病毒性肺炎或其他肺炎是困难的。

病毒性感染的患者白细胞总数正常或者降低。这次新冠肺炎非常具有特征性的一个表现就是淋巴细胞计数减少,而且病情加重的患者淋巴细胞减少更明显。多数患者 C-反应蛋白和红细胞沉降率升高,降钙素原正常。但是大家不要忘记,病毒性肺炎感染以后非常容易继发细菌感染,甚至曲霉菌感染,所以,当降钙素原升高的时候，要警惕患者是否合并有细菌感染。在我们的文章中也报道了一个死亡病例，既有细菌感染也有曲霉菌感染，这是需要关注的问题。另外，刚才提到病毒感染以后可出现肝酶、肌酶和肌红蛋白增高，严重者 D-二聚体升高以及外周血淋巴细胞进行性减少。

 郭　强（3月6日）

在武汉同济医院光谷院区，把我们病区病程在 10～14 天的患者进行超声筛查，发现 69.23% 的患者的下腔静脉直径 <1.5 cm，29.23% 的患者的下腔静脉直径在 1.5～1.7 cm 的范围内，1.53% 的患者的下腔静脉直径在 1.7～1.9 cm 的范围内，而且下腔静脉塌陷指数（IVC-CI）均大于 50%。其中可能的原因是，在院外的血容量管理存在不足，或存在低血容量休克。我认为可以考虑为隐匿性休克，因此，需要对此引起重视，给这些患者进行补液或者加强经口饮水是非常重要的。

4. 新冠肺炎的实验室检查在哪些方面需要给予特殊关注？

 王　辰（3月8日）

在实验室检查上，不仅要关注 D-二聚体、肝肾功能，还要关注外周血淋巴细胞的变化，特别是淋巴细胞亚群，尤其要关注 CD4$^+$ T 淋巴细胞和 NK 细胞的变化。在 SARS 时，CD4$^+$ T 淋巴细胞和 NK 细胞降低是预后不良的显著指标，这点要充分重视。如果新冠病毒感染患者淋巴细胞计数很低，甚至低于 $0.4×10^9$/L 乃至 $0.2×10^9$/L 时，患者存活的概率会陡降。这说明新冠病毒这种病毒对细胞免疫的攻击是有一些特点的。所以，如何掌握"对免疫系统的攻击"和"机体自身的过度免疫风暴"的问题十分重要。即使不同患者感染病毒情况不尽相同，即便病毒基因型没有发生变化，但功能上和临床表型上可能差别巨大，因此需要特别重视这种差异。

5. 新冠肺炎的影像学特点有哪些？

 蒋崇猛（2月1日）

这次新冠肺炎的影像学特点非常典型，就像是复印机复印出来的一样，每个人的表现都是相似的。刚才提到病毒核酸阳性率很高,能达到 $50\% \sim 60\%$。光是咽拭子的阳性率就这么高,说明 2019-nCoV 在武汉可能已经成为现阶段比较优势的一个毒株了。

 郭佑民(2月3日)

有关新冠肺炎的影像学特点与识别,先复习一下现有的病例资料特点:①除湖北省外,大部分省市疫情以输入性病例为主,且出现了无疫区旅居史、无疫区相关人员密切接触史的二代患者。②病例以轻度(早期)、中度(进展期)为主,重度(重症)患者少见。③病例呈现有明显的人群聚集性,以家庭聚集性为主。④出现影像表现与核酸检测不匹配:核酸检测阳性患者影像表现滞后;影像表现典型者,其核酸连续检测出现阴性。

新冠肺炎的影像学特点如下。

(1)早期:不典型,易遗漏。①单肺或双肺局灶性单发或多发病灶,以多发病灶为主,病变主要分布于中外肺野、胸膜下区。②病灶呈小斑片、大片磨玻璃样阴影(增粗肺血管影和微血管增多)、实变、结节与小结节、磨玻璃样阴影与空气潴留并存所引起的"马赛克"征。③尤其是非常淡薄的磨玻璃样阴影和小结节阴影,由于表现不典型,容易漏诊。

案例1 男性,23 岁。有流行病学史,核酸检测阳性。左肺上叶单发磨玻璃样阴影,边界不清,其内血管增粗。如图 1-6 所示。

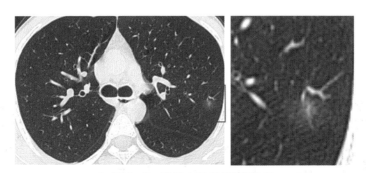

▲ 图 1-6 案例 1 患者 CT 影像图

案例2 男性,18 岁。有流行病学史,核酸检测阳性。右肺下叶背段近叶间胸膜处可见片状实变,其内可见扩张支气管,周围可见小的多发斑片状实变,邻近叶间裂增厚。如图 1-7 所示。

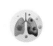

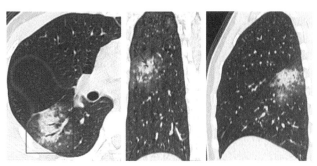

▲ 图 1-7　案例 2 患者 CT 影像图

案例 3　本例患者表现为特别淡薄的磨玻璃样阴影,如图 1-8 所示,如果检查不仔细的话容易遗漏。

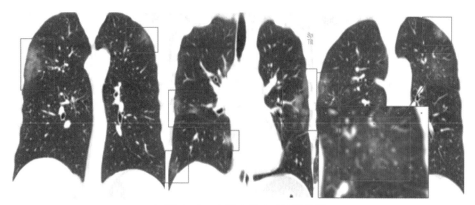

▲ 图 1-8　案例 3 患者 CT 影像图

案例 4　男性,51 岁。有流行病学史,核酸检测阳性,两肺大片状磨玻璃样阴影,其内可见网格影。如图 1-9 所示。

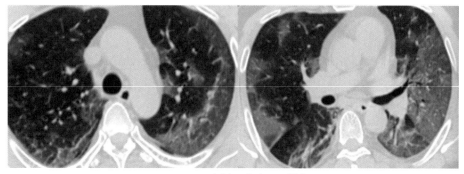

▲ 图 1-9　案例 4 患者 CT 影像图

（2）进展期：①两肺多发磨玻璃样阴影或实变（内有充气支气管征），结节周围病变有"晕征"，病灶内见细网格影（细血管网），有的病变有"反晕征"。②新发病变主要以双肺中下叶胸膜下分布为主，多呈现较为淡薄的磨玻璃样阴影，可伴少量胸腔积液等。③亚段性肺不张、纤维化形成。

（3）重症期：双肺弥漫性病变、白肺；48 h病灶范围增加 50%；可见肺纤维化。

案例5　男性，40 岁。有流行病学史，核酸检测阳性。病史"胸闷，气短 2天"。相关检查如图 1-10 所示。

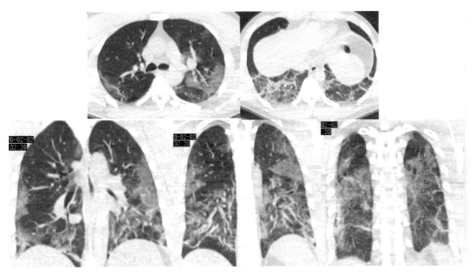

▲ 图 1-10　案例5患者CT影像图

以下按照病程的不同阶段介绍一些案例：

1）新冠肺炎早期影像表现

案例6

（1）李某，男，29 岁。发热 3 天，体温 38℃，咽痛，无咳嗽。

（2）流行病史：2020.01.07 去武汉出差，2020.01.22 返回××地。

（3）实验室检查：WBC 4.62×10^9/L，NEUT% 77.7%，LYMPH% 17.1%。

（4）CT 影像特点：两肺散在分布斑片状渗出影、磨玻璃样阴影与实变，病变内血管有增粗。如图 1-11 所示。

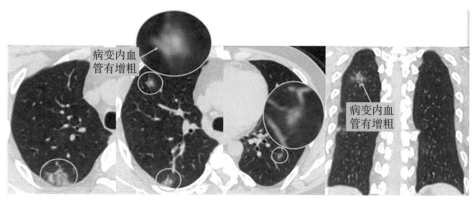

▲ 图 1-11　案例 6 患者 CT 影像图

案例 7

（1）王某，女，41 岁。发热 3 天，体温 38.8℃，无咳嗽，无痰。

（2）流行病史：2020.01.19-2020.02.23 曾至武汉，否认有患者接触史。

（3）实验室检查：WBC $3.74×10^9$/L，NEUT% 59.7%，LYMPH% 26.5%。

（4）CT 影像特点：右肺上叶、左肺下叶磨玻璃样阴影，伴左肺下叶胸膜下局限性实变。如图 1-12 所示。

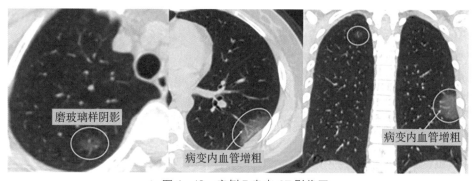

▲ 图 1-12　案例 7 患者 CT 影像图

案例 8

（1）李某，男，55 岁。发热 4 天，体温 38.0℃，伴腰背疼痛，头皮触痛，偶有咳嗽，白痰，无咽痛。

（2）流行病史：1 月 16 日有接触史。

（3）既往史：高血压及糖尿病史。

（4）实验室检查：WBC 5.73×10^9/L，LYMPH% 12%。

（5）CT影像特点：两肺多发斑片状渗出影，右肺中叶内侧段磨玻璃样阴影。如图1-13所示。

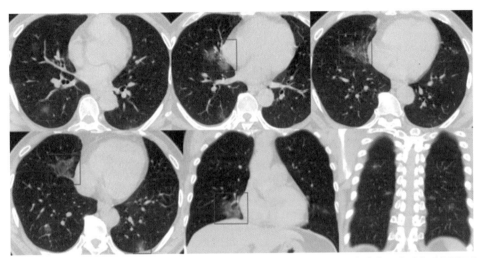

▲ 图1-13 案例8患者CT影像图（两肺多发的小片状磨玻璃样阴影，多分布于胸膜和叶间裂下）

案例9

（1）蔡某，女，32岁。无明显症状。

（2）流行病史：武汉人，1月21日来××地；配偶有症状，前来排查。

（3）实验室检查：WBC 4.22×10^9/L，LYMPH% 32.9%。

（4）CT影像特点：两肺下叶大小不等结节阴影，如图1-14所示。

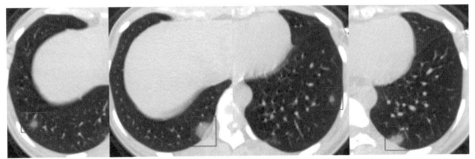

▲ 图1-14 案例9患者CT影像图（两肺多发的小结节阴影分布于肺内和胸膜下，结节阴影呈亚实性，小结节病变周围有晕征）

案例 10

（1）严某，男，22 岁。发热 1 天，体温 38.7℃，咳嗽、咳痰 8 天。

（2）流行病史：患者 1 月 10 日由××地去武汉市学习，1 月 21 日离开武汉返回××地。

（3）实验室检查：CRP 54.20 mg/L，hs-CRP＞5.00 mg/L，ESR 19 mm/h，D-二聚体 2.05 mg/L。

（4）CT 影像特点：左肺上叶小斑片状磨玻璃样阴影，内见增粗血管影，如图 1-15、图 1-16 所示。

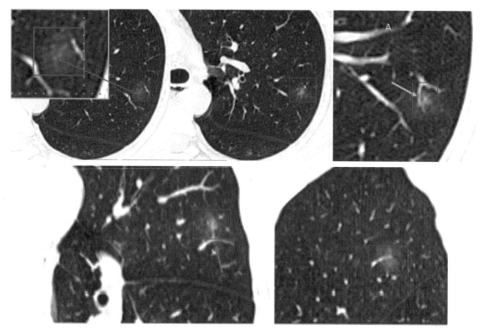

▲ 图 1-15　案例 10 患者 CT 影像图(2020.01.22,淡薄的磨玻璃样阴影内可见增粗的小血管)

案例 11

（1）黄某，男，26 岁。发热 1 天，体温 37.1℃，伴干咳、乏力。

（2）流行病史：3 日前由武汉返回本地。

（3）实验室检查：CRP 9.83 mg/L，hs-CRP＞3.00 mg/L，NEUT％ 63.2％，LYMPH 0.75×10^9/L，ESR 29 mm/h，血凝检查＋D-二聚体＋FDP(－)。

（4）CT 影像特点：两肺多发散在小斑片状磨玻璃样阴影及小结节样实变，如图 1-17 所示。

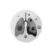

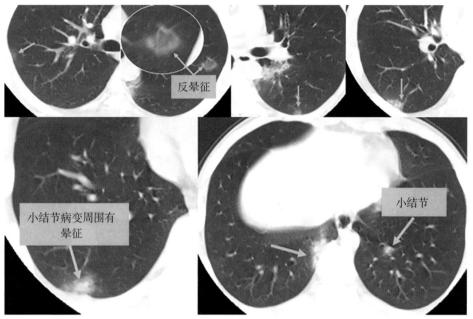

▲ 图 1-16　案例 10 患者复查 CT 影像图(2020.01.29,原病灶增大并形成"反晕征"和"晕征",病灶有增多;肺内小结节,多数病变分布于胸膜下)

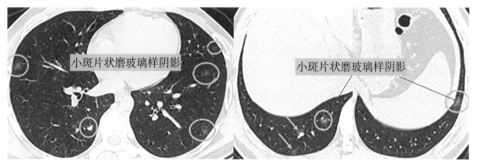

▲ 图 1-17　案例 11 患者 CT 影像图(可见小斑片状磨玻璃样阴影)

案例 12

(1) 梅某,女,44 岁。高热 4 天,咳嗽、咳少量白痰。

(2) 流行病史:1 月 22 日由湖北××地返回家中。

(3) 实验室检查:WBC 4.5 × 10^9/L,NEUT% 57.4%,LYMPH% 36.1%。

（4）CT影像特点：两肺多发散在小斑片状磨玻璃样阴影，部分病灶内见支气管充气征及增粗血管影，如图1-18所示。

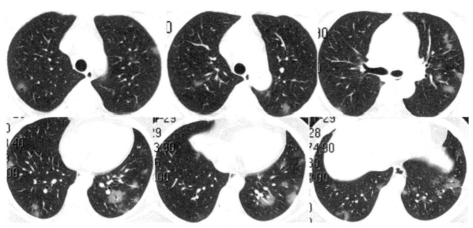

▲ 图1-18 案例12患者CT影像图

案例13

（1）陈某，男，49岁。发热4天，体温38.2℃，伴干咳、乏力、胸闷。

（2）流行病史：长期在武汉工作，1月18日从武汉乘火车，于1月19日返回××地。

（3）实验室检查：WBC 5.80×10^9/L，NEUT% 76.6%，LYMPH% 15.0%，R 22次/分；指脉氧98%。

（4）CT影像特点：1月23日CT示右肺上叶磨玻璃样阴影，内见空气支气管影及增粗血管影；1月26日CT示右肺病变明显增多、增大，新发左肺病变。如图1-19、图1-20所示。

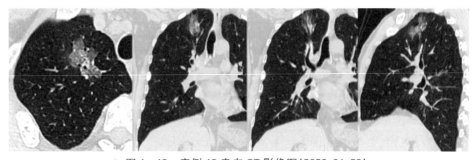

▲ 图1-19 案例13患者CT影像图(2020.01.23)

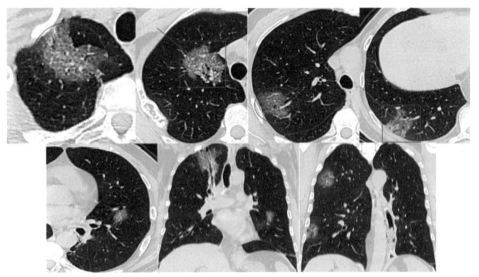

▲ 图 1 - 20　案例 13 患者 CT 影像图(2020.01.26,病变内细血管网增多,有铺路石征)

2) 新冠肺炎进展期影像表现

案例 14

(1) 杜某,男,47 岁。发热 11 天,体温 39℃,偶咳,少量白痰。

(2) 流行病史:否认武汉旅游、工作、接触史,非发热门诊患者。

(3) 实验室检查:WBC 2.92×10^9/L,NEUT% 73.0%,LYMPH% 21.8%。

(4) CT 影像特点:两肺野中外带多发斑片状、大片状磨玻璃样阴影及实变,伴右侧少量胸腔积液。如图 1 - 21 所示。

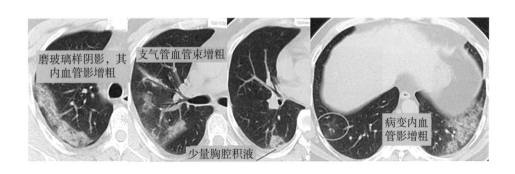

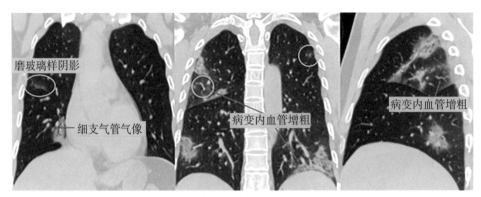

▲ 图 1-21　案例 14 患者 CT 影像图

案例 15

（1）徐某，男，18 岁。发热 1 天，体温 38.5℃，乏力 6 天、胸闷 2 天。

（2）流行病史：患者于 1 月 10 日在武汉市学习 10 天，1 月 22 日离开武汉。

（3）实验室检查：CRP 12.49 mg/L，hs - CRP＞5.00 mg/L，ESR 10 mm/h，D-二聚体 1.99 mg/L。

（4）CT 影像特点：右肺下叶大片状不全实变，内见增粗血管影、含气扩张细小支气管影，其内小叶间隔增粗，灶周见磨玻璃样阴影。如图 1-22、图 1-23 所示。

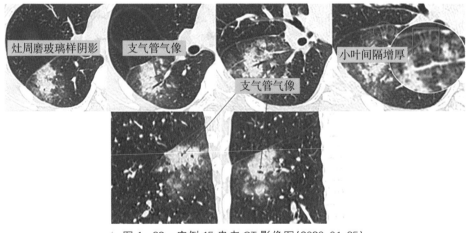

▲ 图 1-22　案例 15 患者 CT 影像图(2020.01.25)

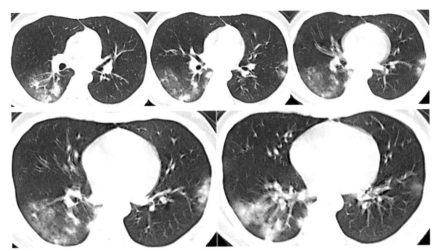

▲ 图 1-23　案例 15 患者复查 CT 影像图(2020.01.29,原病灶部分吸收、部分病变范围增大,伴有新发病灶)

案例 16

(1) 夏某,女,64 岁。发热 6 天,体温 37.5~38.6℃,伴咳嗽、明显乏力。

(2) 流行病史:居于武汉,2020.01.14 到××地,之前可疑接触确诊新冠病毒感染患者。

(3) 实验室检查:PLT 1.4×10^9/L,CRP 7.06 mg/L,EO% 0.2%,EO 0.01×10^9/L,AST 36.40 IU/L,LDH 289 IU/L。

(4) CT 影像特点:两肺多发斑片状磨玻璃样阴影,两肺下叶可见纤维化病灶形成。如图 1-24 所示。

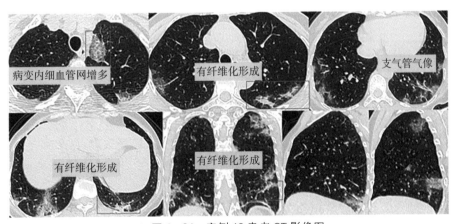

▲ 图 1-24　案例 16 患者 CT 影像图

案例 17

（1）黄某，男，41 岁。发热，体温 38.3℃，乏力 10 天。

（2）流行病史：10 天前曾于武汉接送患者。

（3）实验室检查：WBC 3.71×10⁹/L，LYMPH 0.88×10⁹/L，ESR 15 mm/h；CRP 13.50 mg/L，hs-CRP>3.00 mg/L。

（4）HRCT 影像特点：双肺多发斑片状、大片状磨玻璃样阴影，病灶内血管影增粗并扩张细支气管影。进展期病变如图 1-25 所示。

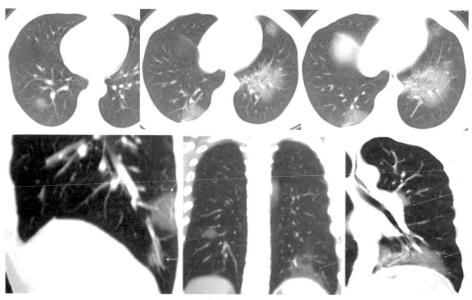

▲ 图 1-25　案例 17 患者 HRCT 影像图

案例 18

（1）陈某，男，50 岁。发热 4 天，体温 38.2℃，伴干咳、乏力、胸闷。

（2）流行病史：武汉地区，1 月 16 日从武汉乘火车返回××地，系聚集性发病。

（3）CT 影像特点：1 月 23 日 CT 示右肺上叶磨玻璃样阴影，内见空气支气管影及增粗血管影；1 月 26 日 CT 示右肺病变明显增多、增大，新发左肺病变。如图 1-26 所示。

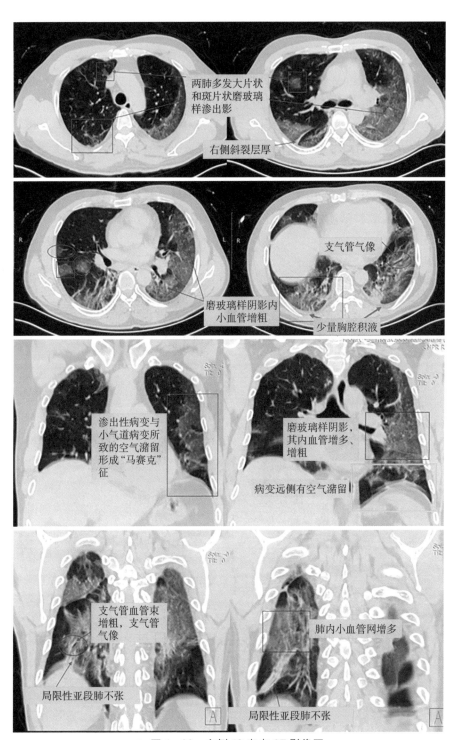

▲ 图 1-26 案例 18 患者 CT 影像图

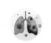

3）输入性新冠肺炎：显著的人群聚集性

案例 19　第一组（4 人）

● 患者 1，马某（父亲），男，46 岁。发热 4 天，体温 37.7℃，阵发性咳嗽。

● 流行病史：长期居住武汉，2020.01.20 从武汉回××地探亲。

● 实验室检查：WBC 2.99×10^9/L，LYMPH% 16.7%。

● 既往史：2019.6 诊断右肺上叶腺癌、行放化疗后；2019.12.25 复查 CT 示肿瘤缩小，右肺上叶放射性肺炎。

● CT 影像特点（2020.01.25）：双肺多发小斑片样磨玻璃样阴影，较大病灶内见细小支气管扩张；右上肺放射性肺炎，如图 1-27 所示。

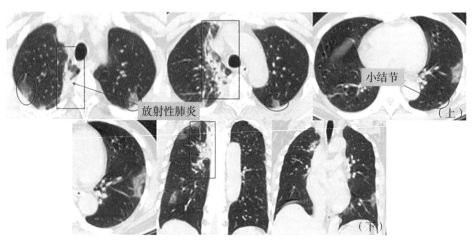

▲ 图 1-27　马某（父亲）CT 影像图

● 患者 2，杨某（母亲），女，45 岁。与前一患者系夫妻；发热 4 天，体温 37.6℃，乏力伴阵发性咳嗽。

● 流行病史：2020.01.20 从武汉回××地探亲。

● 实验室检查：WBC 4.24×10^9/L，LYMPH% 26.25%。

● CT 影像特点（2020.01.25）：左肺上叶、双肺下叶多发小斑片样磨玻璃样阴影，均位于肺外带，部分病灶内可见血管增粗影，如图 1-28 所示。

● 血清、咽拭子新冠病毒核酸检测：阳性（2020.01.24 陕西省疾控中心）。

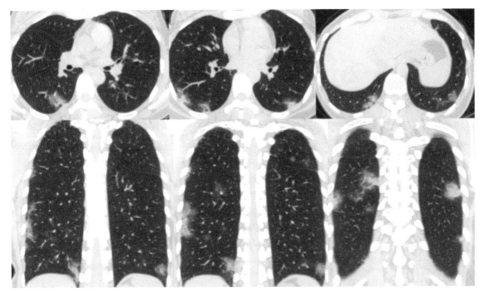

▲ 图 1-28　杨某(母亲)CT 影像图

● 患者 3,马某某(女儿),女,9 岁。系前 2 位患者之女,发热 1 天,体温 38℃,偶有干咳、无痰。

● 流行病史:2020.01.20 随父母同车从武汉回××地探亲。

● 实验室检查:WBC 5.70×10^9/L, LYMPH% 41.80%,LYMPH 1.87× 10^9/L。

● CT 影像特点(2020.01.26):双肺下叶多发小类圆形磨玻璃样阴影,如图 1-29 所示。

● (陕西省疾控中心电话报告 2020.01.24 16:17)新冠病毒核酸检测(咽试子、血清):阳性。

● 患者 4,马某静(姑姑),女,51 岁。系患者马某(父亲)胞姐,发热 2 天,体温 38℃,阵发性咳嗽 1 天。

● 流行病史:系患者马某(父亲)本××地亲属。

● 实验室检查:WBC 3.82×10^9/L, LYMPH% 23.3%,NEUT% 81.51%。

● CT 影像特点(2020.01.26):右肺下叶背段有磨玻璃样阴影,内见增粗血管影,如图 1-30 所示。

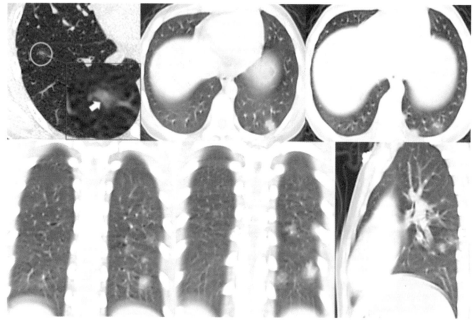

▲ 图 1-29　马某某(女儿)CT 影像图

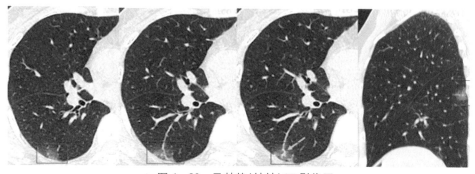

▲ 图 1-30　马某静(姑姑)CT 影像图

案例 20　第二组

○　患者 1,女,32 岁,长期居住武汉,2020.01.21 返回西安;无发热,2020.01.27 就诊,2019-nCoV 核酸检测(+)。

● 血常规：

日期	WBC（×10⁹/L）	NEUT（×10⁹/L）	NEUT%	LYMPH（×10⁹/L）	LYMPH%
2020.01.27	4.22	2.28	54%	1.39	32.9%
2020.01.29	3.52	2.03	57.6%	1.15	32.8%

● 胸部 CT 影像：两肺下叶大小不等的实性结节样阴影，部分结节伴晕征，部分结节边缘较光滑，如图 1-31～图 1-33 所示。

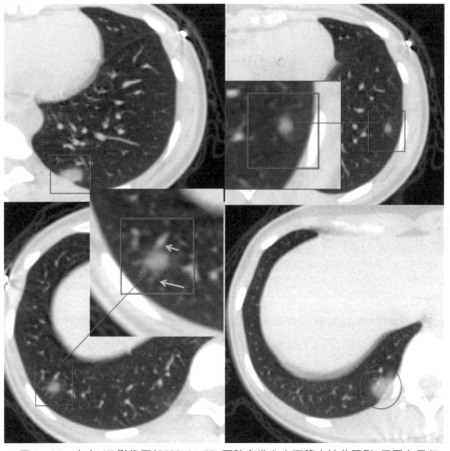

▲ 图 1-31 患者 CT 影像图(2020.01.27，两肺多发大小不等小结节阴影，周围有晕征，局部有小血管增多；病变分布于肺外围和胸膜下)

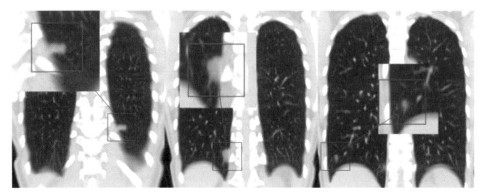

▲ 图 1-32 患者 CT 影像图(2020.01.27,病变位于两肺下叶后段胸膜下,呈现为实性结节, 右下肺外周可见血管增粗,周围有渗出性病变)

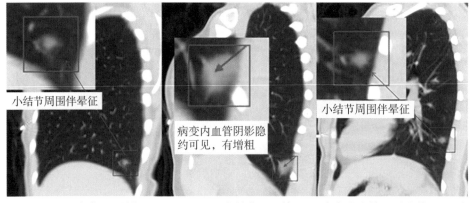

▲ 图 1-33 患者 CT 影像图(2020.01.27,小结节周围伴晕征;病变内血管阴影隐约可见,有 增粗;小结节周围伴晕征)

患者 2,男,44 岁。长期居住西安,2020.01.26 出现发热伴咳嗽,2020. 01.27 就诊。2019-nCoV 核酸检测(+)。

血常规:

日期	WBC (×10⁹/L)	NEUT (×10⁹/L)	NEUT%	LYMPH (×10⁹/L)	LYMPH%
2020.01.27	7.5	5.14	68.6%	1.19	15.9%
2020.01.29	3.82	1.5	39.3%	1.45	37.9%

● 胸部 CT 影像：首诊，两肺未见明显渗出、实变；复查，左肺下叶新发渗出影，如图 1-34 所示。

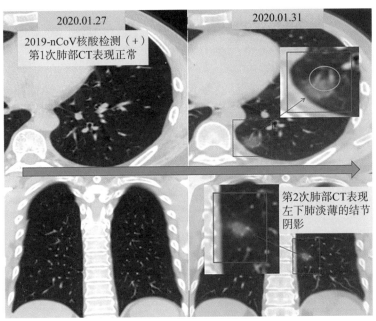

▲ 图 1-34　患者 CT 影像图(2020.01.27，2019-nCoV 核酸检测阳性，第 1 次肺部 CT 影像正常；2020.01.31，第 2 次肺部 CT 影像显示左下肺有淡薄的结节阴影)

临床表现与影像学表现不同步，即临床有症状，影像学检查可以阴性，随着时间延长可以有阳性；若有家庭发病倾向，需要同步进行排查。

案例 21　第三组

● 患者 1，男，47 岁，2020.01.23 出现发热、咳嗽、咳痰、腹胀、食欲缺乏。2020.01.27 来院就诊。2019-nCoV 核酸检测(+)。

● 血常规：

日期	WBC (×10⁹/L)	NEUT (×10⁹/L)	NEUT%	LYMPH (×10⁹/L)	LYMPH%
2020.01.27	5.73	4.48	78.2%	0.69	12%
2020.01.29	5.51	4.38	79.5%	0.61	11%

胸部CT影像：两肺斑片状渗出影，病变血管周围有淡薄的渗出影，病变分布于肺之外围，如图1-35所示。

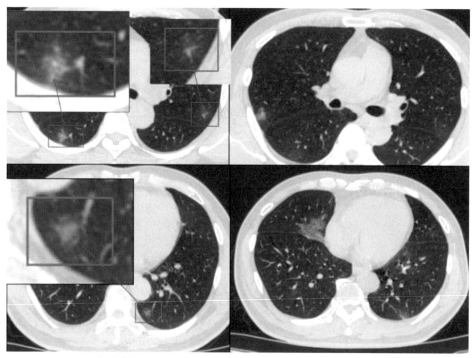

▲ 图1-35 患者胸部CT(2020.01.27,增粗的血管周围有磨玻璃样阴影,边界不清)

两肺多发大小不等混合磨玻璃样渗出影，边缘模糊，胸膜下分布为主；大部分病灶较小，右肺中叶内侧段病变范围较大。

患者2，女，47岁，2020.01.27出现发热、咳嗽、咳痰、腹胀、食欲缺乏。2020.01.29来院就诊。2019-nCoV核酸检测(＋)。

血常规：

日期	WBC (×10⁹/L)	NEUT (×10⁹/L)	NEUT%	LYMPH (×10⁹/L)	LYMPH%
2020.01.29	5.28	3.76	71.3%	0.99	18.8%

胸部CT表现：左肺下叶少量磨玻璃样渗出影，如图1-36所示。

患者3，男，22岁，2020.01.27出现发热。两次2019-nCoV核酸检测(－)。

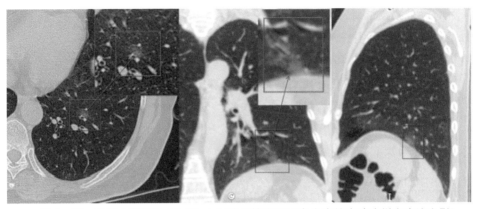

▲ 图 1-36 患者CT(2020.01.29,支气管血管束周围有少许纯磨玻璃样密度渗出影)

血常规：

日期	WBC (×10⁹/L)	NEUT (×10⁹/L)	NEUT%	LYMPH (×10⁹/L)	LYMPH%
2020.01.27	11.75	9.38	79.8%	1.13	9.6%

胸部CT影像：左肺下叶磨玻璃样渗出影，复查病灶范围增大，如图1-37所示。

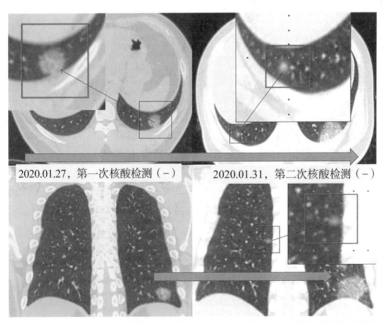

2020.01.27，第一次核酸检测（-） 2020.01.31，第二次核酸检测（-）

▲ 图 1-37 患者CT影像图(左肺下叶病灶明显增大,两肺新发渗出影)

家系聚集发病特点：

（1）流行病学特点——父母已确诊。

（2）2 次核酸检测为阴性，第 3 次核酸检测阳性。

（3）CT 表现可疑新冠病毒感染＋流行病史（尤其是家庭聚集史），即使核酸检测呈现阴性，也不能放松警惕，仍需要继续进行多次核酸检测。

（4）CT 影像特点——均为斑片状磨玻璃样阴影，边缘模糊，可见充气支气管征，其子两次 CT 复查病变范围增大。

4）影像表现与核酸检测差异

案例 22　第 1 次影像学表现阴性，核酸检测阳性，第 2 次影像学表现阳性

◎ 刘某，男，44 岁。发热 1 天，体温 38.0℃，伴咳嗽，干咳，全身乏力。

◎ 流行病史：2020.01.21 有与武汉人接触史。

◎ 实验室检查：WBC 7.5×10^9/L，LYMPH％ 15.9％。

◎ CT 影像特点：2020.01.27，胸部 CT 示两肺未见明显活动性病变；2020.01.31，胸部 CT 示左肺下叶背段磨玻璃样阴影，内见增粗血管影。如图 1-38 所示。

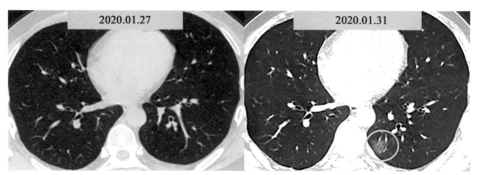

▲ 图 1-38　患者 CT 影像图（第 1 次影像学诊断为阴性，核酸检测为阳性。第 2 次影像学诊断为阳性）

案例 23　有影像学表现阳性，核酸检测阴性

◎ 张某，男，60 岁，乏力 5 天，发热 1 天。

◎ 现病史：患者于 5 天前从武汉回××地出现乏力不适，无发热、咳嗽、咳痰。患者受凉后出现发热，体温 37.4℃。2020.01.23 行核酸检测阴性。昨日夜间出现发热，检测体温最高达 38.5℃。

◎ 既往史：既往有糖尿病、先天性心脏病以及白内障手术史。

- 2020.01.23：核酸检测阴性。
- 2020.01.29：核酸检测阳性。

2020.01.29，病变特点除了有渗出性病变之外，病变已经开始有纤维组织增生，水平裂有向后轻度移位，提示肺体积有缩小，如图1-39、图1-40所示。

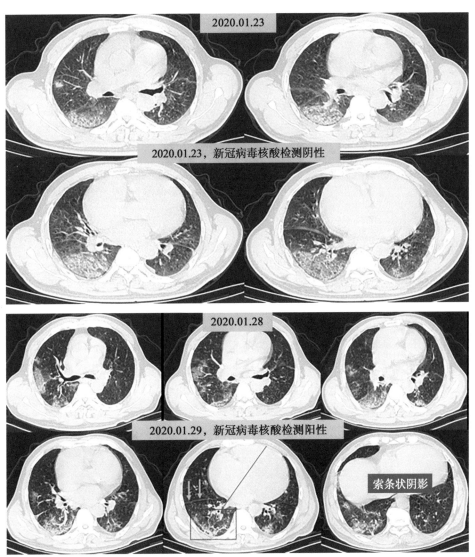

▲ 图1-39 案例23患者CT影像图

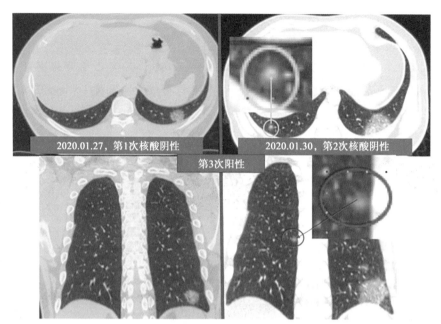

2020.01.27，第1次核酸阴性　　　　2020.01.30，第2次核酸阴性

第3次阳性

▲ 图 1-40　案例 23 患者 CT 影像图

5）疾病转归

案例 24

- 赵某，男，70 岁。发热 1 天，体温 38.5℃，伴咳嗽、咳痰。

- 流行病史：有武汉人接触史。

- 实验室检查：LYMPH $0.56×10^9$/L。

- CT 表现特点：2020.01.26 胸部 CT，显示右肺下叶后基底段胸膜下小斑片状磨玻璃样阴影；2020.01.30 复查胸部 CT，显示两肺多发斑片状磨玻璃样阴影，原右肺下叶病灶增大并有纤维条索形成。如图 1-41 所示。

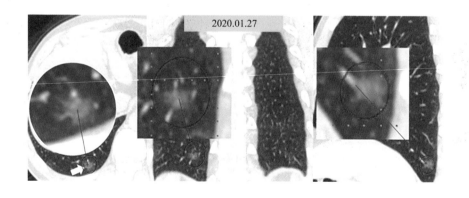

2020.01.27

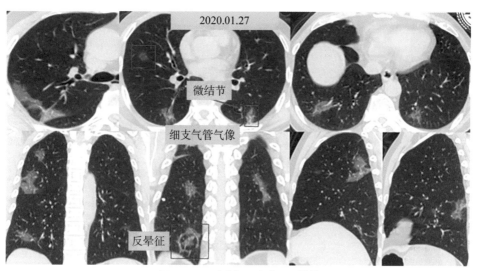

2020.01.27

微结节

细支气管气像

反晕征

▲ 图 1-41　案例 24 患者 CT 影像图

案例 25

- 朱某,女,22 岁。发热 3 天,体温 38.1℃,无咳嗽、咳痰、咽痛等症状。
- 流行病史:2020.01.18 开车去武汉,停留 9 小时。
- 实验室检查:WBC 6.5×10^9/L,LYMPH％ 18.6％。
- CT 影像特点:2020.01.27 胸部 CT 示右肺下叶大片不全实变伴灶周磨玻璃样阴影,病灶内血管影增粗;右肺下叶内基底段见小斑片状实变,如图 1-42 所示;2020.01.31 复查 CT 示右肺下叶新发多处小斑片状渗出影,原右肺下叶病灶范围增大、实变部分吸收,如图 1-43 所示。

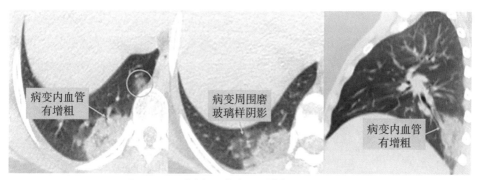

病变内血管
有增粗

病变周围磨
玻璃样阴影

病变内血管
有增粗

▲ 图 1-42　案例 25 患者 CT 影像图(2020.01.27)

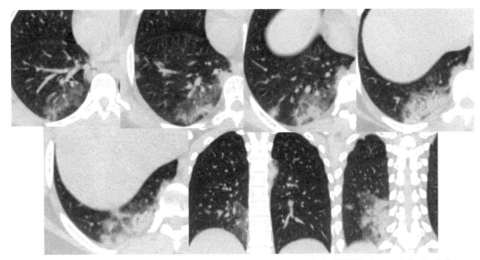

▲ 图 1 - 43　案例 25 复查 CT 影像图(2020.01.31,显示病变范围扩大,实变部分吸收)

案例 26

⊙ 李某,男,60 岁。发热 1 天,体温 38.5℃,乏力 5 天。

⊙ 流行病史:5 天前从武汉回××地。

⊙ 实验室检查:CRP 43.15 mg/L, hs - CRP>5.00 mg/L, ESR 15 mm/h。

⊙ CT 表现特点:2020.01.23 胸部 CT,显示双肺多发大小不等斑片状实变伴周围磨玻璃样阴影,病变内见网格影、细支气管充气征,如图 1 - 44 所示;2020.01.28 复查胸部 CT,显示右肺下叶病灶部分吸收并呈纤维化改变,同时双肺新发大小不等斑片状磨玻璃样阴影及实变,以双肺外带胸膜下分布为主,如图 1 - 45 所示。

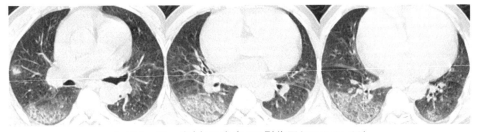

▲ 图 1 - 44　案例 26 患者 CT 影像图(2020.01.23)

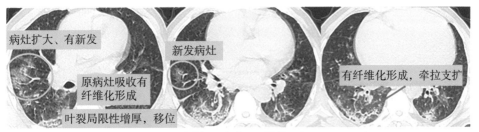

病灶扩大、有新发

原病灶吸收有纤维化形成

叶裂局限性增厚，移位

新发病灶

有纤维化形成，牵拉支扩

▲ 图 1-45　案例 26 患者 CT 影像图(2020.01.28)

对比前后 5 天的变化，可以看出水平叶裂的位置有所不同。

案例 27

- 张某，男，46 岁，发热 4 天，体温 38.5℃，伴咳嗽；无咳痰、胸闷、气短。
- 流行病史：患者于 2020.01.13 乘车由武汉返回当地。
- 实验室检查：LYMPH $1.04×10^9$/L，hs-CRP>3.0 mg/L。
- CT 表现特点：初次 CT 示双肺多发散在磨玻璃样阴影，如图 1-46 所示；第 2 次复查 CT 显示病灶增多、增大并见实变，如图 1-47 所示；第 3 次显示病变范围增大，如图 1-48 所示。

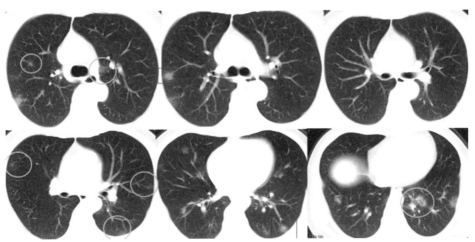

▲ 图 1-46　案例 27 患者 CT 影像图(初次检查，可见结节影)

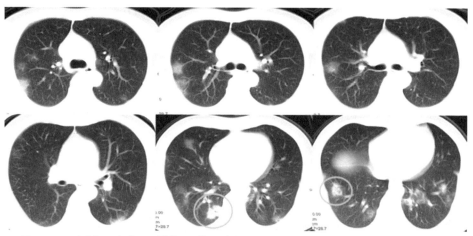

▲ 图 1-47　案例 27 患者 CT 影像图(第 2 次检查,显示新发磨玻璃样阴影、实变阴影增多,新发实变伴充气支气管征)

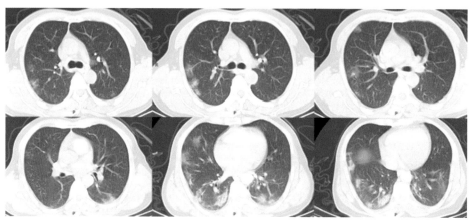

▲ 图 1-48　案例 27 患者 CT 影像图(第 3 次检查)

3次检查对比情况如图1-49所示。

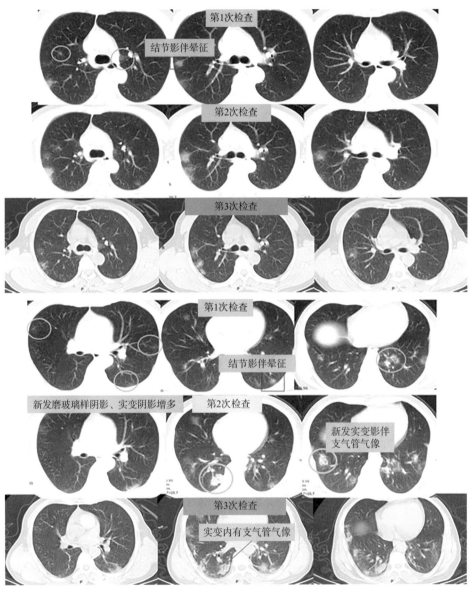

第1次检查

结节影伴晕征

第2次检查

第3次检查

第1次检查

结节影伴晕征

新发磨玻璃样阴影、实变阴影增多　第2次检查

新发实变影伴支气管气像

第3次检查

实变内有支气管气像

▲ 图1-49　案例27患者3次CT检查对比

案例28

患者CT检查呈反晕征,结节周围淡薄的磨玻璃样阴影,如图1-50所示。

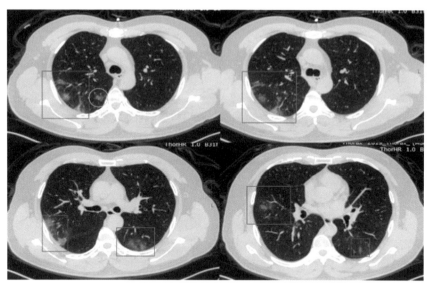

▲ 图 1-50 案例 28 患者 CT 影像图

(6) 新冠肺炎的影像学表现小结

（1）磨玻璃样阴影：如图 1-51、图 1-52 所示。

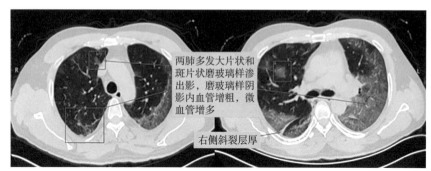

两肺多发大片状和斑片状磨玻璃样渗出影，磨玻璃样阴影内血管增粗，微血管增多

右侧斜裂层厚

▲ 图 1-51 新冠肺炎患者 CT 影像图一（磨玻璃样阴影）

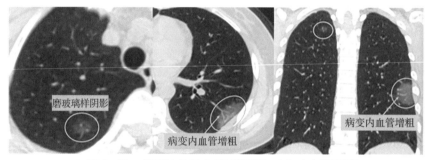

磨玻璃样阴影

病变内血管增粗

病变内血管增粗

▲ 图 1-52 新冠肺炎患者 CT 影像图二（磨玻璃样阴影）

（2）小血管周围磨玻璃样阴影：如图 1–53、图 1–54 所示。

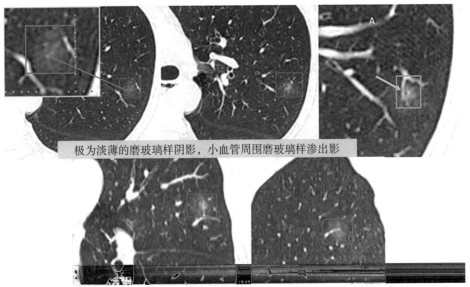

极为淡薄的磨玻璃样阴影，小血管周围磨玻璃样渗出影

▲ 图 1–53　新冠肺炎患者 CT 影像图三（极为淡薄的磨玻璃样阴影，小血管周围磨玻璃样阴影）

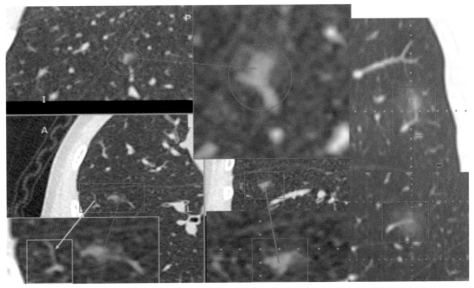

▲ 图 1–54　新冠肺炎患者 CT 影像图四（小血管增粗，周围有磨玻璃样阴影）

（3）磨玻璃样阴影＋小血管增粗：如图 1 - 55 所示。

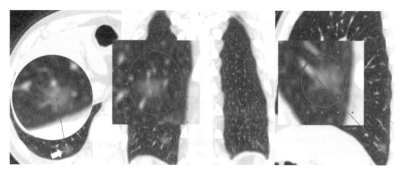

▲ 图 1 - 55　新冠肺炎患者 CT 影像图五(磨玻璃样阴影＋小血管增粗)

（4）磨玻璃样阴影＋小血管网增多、间质增多(铺路石征)：如图 1 - 56、图 1 - 57 所示。

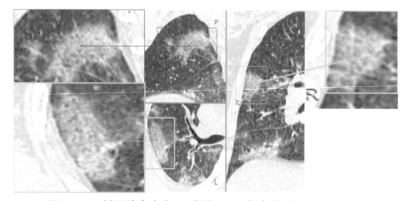

▲ 图 1 - 56　新冠肺炎患者 CT 影像图六(磨玻璃样阴影＋铺路石征)

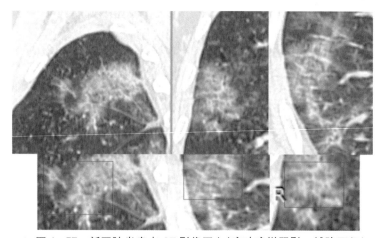

▲ 图 1 - 57　新冠肺炎患者 CT 影像图七(磨玻璃样阴影＋铺路石征)

（5）磨玻璃样阴影＋实变：如图 1 - 58 所示。

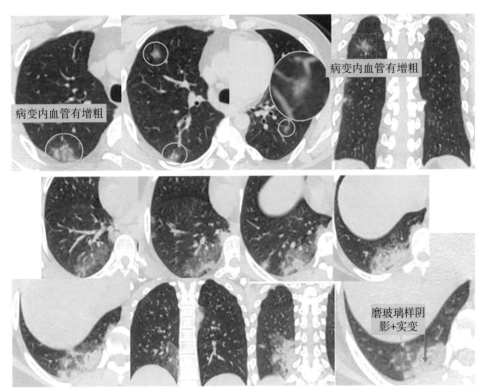

▲ 图 1 - 58 新冠肺炎患者 CT 影像图八（磨玻璃样阴影＋实变）

（6）实变：如图 1 - 59、图 1 - 60 所示。

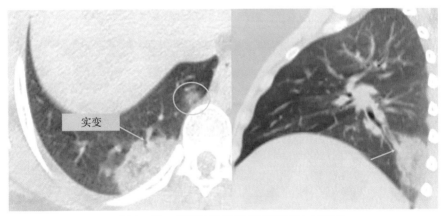

▲ 图 1 - 59 新冠肺炎患者 CT 影像图九（实变）

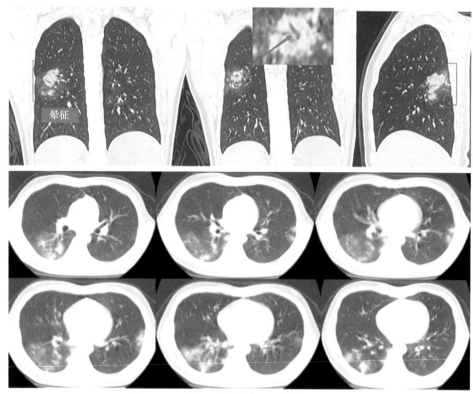

▲ 图 1‐60　新冠肺炎患者 CT 影像图十(实变)

（7）结节：如图 1‐61、图 1‐62 所示。

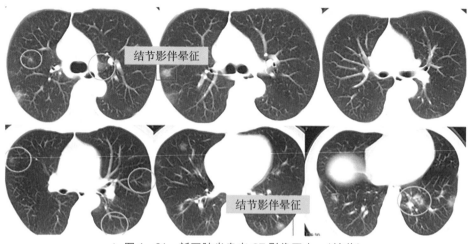

▲ 图 1‐61　新冠肺炎患者 CT 影像图十一(结节)

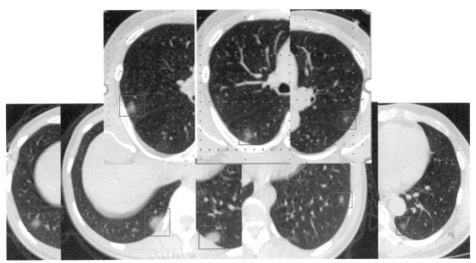

▲ 图 1-62　新冠肺炎患者 CT 影像图十二(结节)

(8) 晕征：如图 1-63 所示。

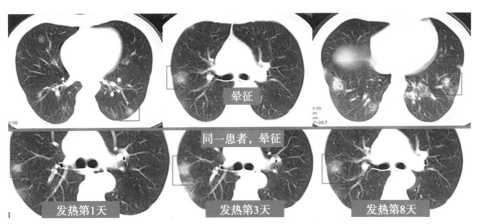

▲ 图 1-63　新冠肺炎患者 CT 影像图十三(晕征)

(9) 反晕征：如图 1-64、图 1-65、图 1-66 所示。

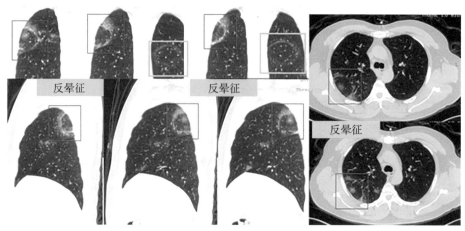

▲ 图 1 - 64　新冠肺炎患者 CT 影像图十四(反晕征)

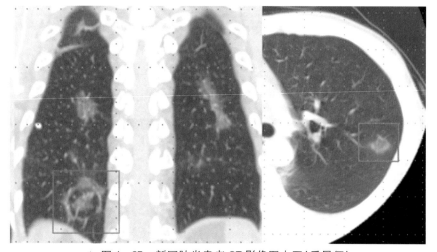

▲ 图 1 - 65　新冠肺炎患者 CT 影像图十五(反晕征)

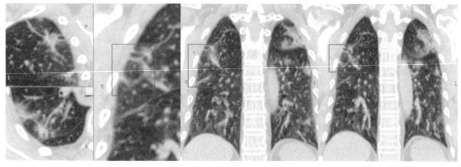

▲ 图 1 - 66　新冠肺炎患者 CT 影像图十六(反晕征)

（10）支气管异常：支气管管壁增厚，局限性细支气管扩张改变，如图 1 - 67
所示。

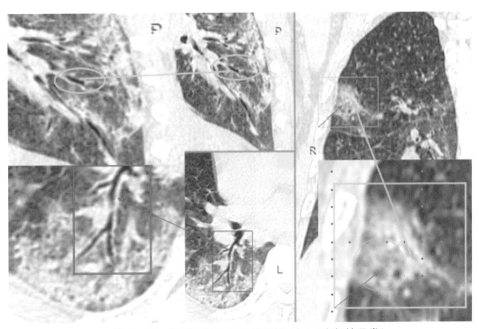

▲ 图 1 - 67　新冠肺炎患者 CT 影像图十七（支气管异常）

（11）纤维化：如图 1 - 68～图 1 - 70 所示。

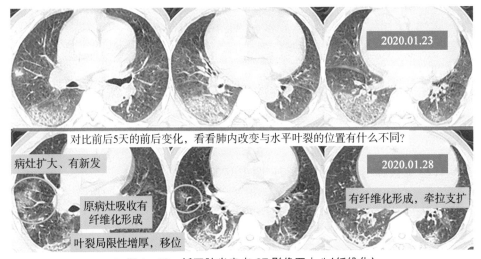

2020.01.23

对比前后5天的前后变化，看看肺内改变与水平叶裂的位置有什么不同？

病灶扩大、有新发

原病灶吸收有
纤维化形成

叶裂局限性增厚，移位

2020.01.28

有纤维化形成，牵拉支扩

▲ 图 1 - 68　新冠肺炎患者 CT 影像图十八（纤维化）

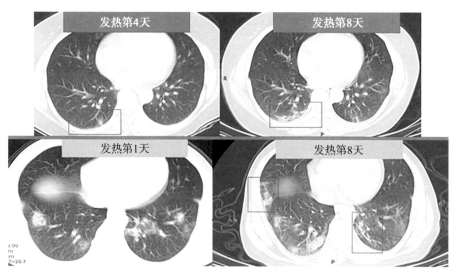

▲ 图 1-69　新冠肺炎患者 CT 影像图十九(纤维化)

　　患者,女性,64 岁。发热 6 天伴有咳嗽。6 天前出现发热,体温 38℃,伴有咳嗽,当地医院胸片提示"肺纹理稍增粗",按"上呼吸道病毒感染"给予抗病毒、对症治疗,效果欠佳,体温波动于 37.5～38.6℃,明显乏力。近 3 天患者咳嗽较前加重,偶感气短。流行病学史:居住于武汉,为社区医务工作者

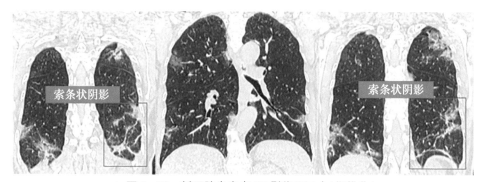

▲ 图 1-70　新冠肺炎患者 CT 影像图二十(纤维化)

　　(12)亚段肺不张:如图 1-71、图 1-72 所示。

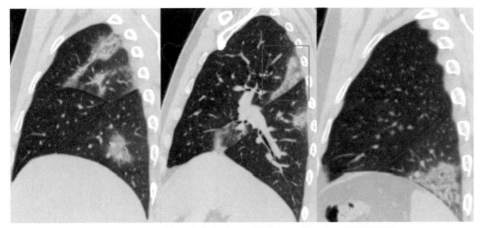

▲ 图 1-71 新冠肺炎患者 CT 影像图二十一（亚段肺不张）

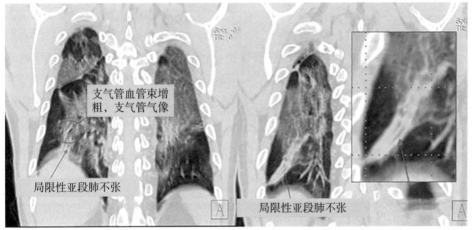

支气管血管束增粗，支气管气像

局限性亚段肺不张

局限性亚段肺不张

▲ 图 1-72 新冠肺炎患者 CT 影像图二十二（亚段肺不张）

年龄与病变特点的关系：病变特点存在年龄之间的差别。年轻患者就诊时呈现病变范围小或单发、纤维化程度轻的特点。高龄患者就诊时呈现病变范围大、早期融合、实变、纤维化进程快的特点。老年患者更加需要早期干预。

发病时间与病变进展的关系：

（1）不是所有患者都有条件在第一次就诊 CT 检查后，再多次复查 CT 表现查看病变进展。他们往往在就诊后的 3～5 天病变进展快，在第 7 天就可能出现明显纤维化。因此，早期诊断和治疗很关键。

（2）病变范围缩小不是判断治疗效果的指标，虽然原病灶范围缩小，但有新发病灶出现。还有虽然核酸检测转阴，但是病变范围并不缩小。

（3）影像表现是否能够提示激素使用的时机问题？就诊后 3 天影像可出现纤维化成分增多的表现，而 7 天纤维化基本形成。应该在什么时候使用激素？

AI 在新冠肺炎诊断和复查中的作用：

（1）自动检出病变：如图 1-73 所示。

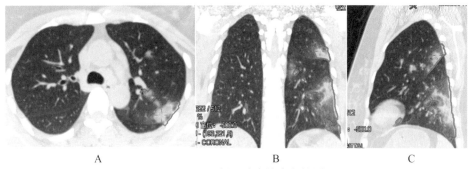

A B C

▲ 图 1-73 新冠肺炎的病变检测

患者，女性，36 岁，新冠肺炎。横切位，计算机辅助检测发现左肺上叶有磨玻璃样阴影和实变（见图 1-73A）；冠状位，计算机辅助检测发现左肺上叶、下叶、胸膜下均有磨玻璃样阴影和实变（见图 1-73B）；矢状位，作为上叶斜裂下、下叶后段有磨玻璃样阴影和实变（见图 1-73C）。从分割效果上看，计算机辅助发现病变与影像学所见基本一致。

（2）计算病变大小与变化（容积）：如图 1-74～图 1-76 所示。

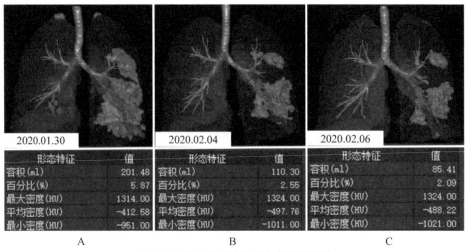

2020.01.30

形态特征	值
容积(ml)	201.48
百分比(%)	5.87
最大密度(HU)	1314.00
平均密度(HU)	-412.58
最小密度(HU)	-951.00

2020.02.04

形态特征	值
容积(ml)	110.30
百分比(%)	2.55
最大密度(HU)	1324.00
平均密度(HU)	-497.76
最小密度(HU)	-1011.00

2020.02.06

形态特征	值
容积(ml)	85.41
百分比(%)	2.09
最大密度(HU)	1324.00
平均密度(HU)	-488.22
最小密度(HU)	-1021.00

A B C

▲ 图 1-74 新冠肺炎的病变定量评价

患者,女性,36 岁,新冠肺炎(与上述案例为同一患者)。基于图像可视化技术,立体展示病变的分布和范围。图 1 - 74A 显示左肺上、下叶均检出病变,病变容积占全肺的 5.87%,提示病变范围较小。图 1 - 74B 显示,经过 5 天治疗后,病变容积占全肺的 2.55%,提示病变范围缩小。图 1 - 74C 显示,经过 7 天治疗后,病变容积占全肺的 2.09%,提示病变范围继续缩小,但是仍有存留。

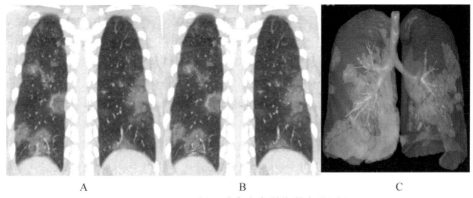

A   B   C

▲ 图 1 - 75 新冠肺炎患者影像学表现(女)

患者,女性,38 岁,两肺散在多发磨玻璃样阴影。智能诊断报告提示:病变累及 5 个肺叶,其中非实性成分比例为 13.75%;双肺容积 3 507.03 ml,病变总容积 156.91 ml,占全肺容积的 4.47%。

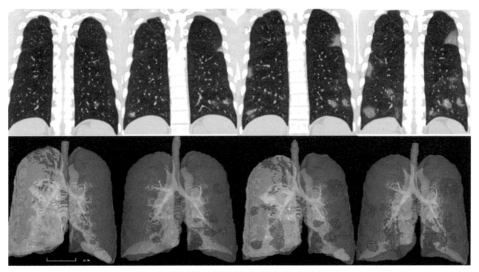

▲ 图 1 - 76 新冠肺炎影像学表现(男)

患者,男性,38岁,新冠肺炎患者发病第1天、第3天、第5天、第7天行CT检查。智能诊断报告显示病变范围逐渐增大,分别为 6.28 ml(0.11%),46.16 ml(1.0%),106.21 ml(2.27%)和130.07 ml(6.28%)。

 施　毅(2月11日)

影像学检查对于诊断是非常重要的,因为肺炎的患者还是占了多数。从诊疗方案中可以看到影像学改变主要表现为早期呈现多发小斑片影及间质改变,以肺外带为明显。进而发展为双肺多发磨玻璃样阴影、浸润影,严重者可出现肺实变,胸腔积液少见。如图1-77所示。

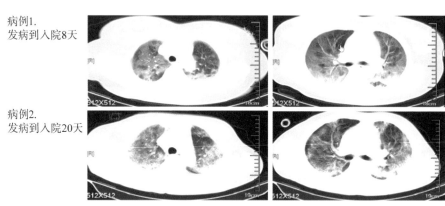

病例1.
发病到入院8天

病例2.
发病到入院20天

▲ 图1-77　两例新冠肺炎患者CT影像图

诊疗标准不可能说得非常详细,很快中华医学会放射学分会专门发布了专家推荐意见。胸部X线平片早期普通型患者就是小斑片的磨玻璃样阴影,重症患者可以看到两肺弥漫性磨玻璃样阴影,危重症患者出现两肺白肺的改变。毫无疑问,CT检查更重要,一再推荐有条件尽量做CT检查。早期有单发或多发的局限性磨玻璃样阴影,所以不一定是双侧,早期可能是单侧,但很快进展到双侧和多发。

 王　辰(3月8日)

郭佑民教授已对CT的影像进行了介绍,我们提示大家,CT影像里不是简单的肺部浸润影、磨玻璃样阴影、肺炎表现、ARDS表现……CT还有很多细化的特点,特别对于放射专科医生和呼吸专科医生来说,CT影像上的一些细致变化能够对病因有所提示,比如"类继发性机化性肺炎(类SOP)"变化。需要提醒大家,胸部 CT 要注意到一些变化,肺间质的改变情况、类 SOP 的变化情况、肺栓塞的变化情况、继发细菌或真菌感染的变化情况,不要仅仅只看浸润影。CT 上有很多信息是我们可以给予特殊关注、能够深化认识的。

第二章

新冠病毒感染与多系统累及

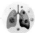

 1. 新冠肺炎肺部病变及其发病机制在哪些方面需要给予特别关注？

蒋荣猛（2月1日）

我们结合胸部影像学特点来推测可能的发病机制，由于目前还没有病理报告，我们只是结合临床表现，比如以干咳为主，很少有咳痰。另外就是有凝血功能异常，然后再结合胸部影像学，主要表现为早期呈现多发小斑片影及间质改变，以肺外带明显，渗出性病变较少。进而发展为双肺多发磨玻璃样阴影、浸润影，严重者可出现肺实变。胸腔积液少见。气管插管的重症患者气管内比较干，不像流感和禽流感，重症患者很少会有血性液体往外溢出，所以感觉上更多的是间质性病变，推测可能主要影响的是间质、血管内皮，结合循环改变，我们现在体会到，有的患者虽然也发生 ARDS，因为以间质性病变为主，渗出性病变相对较少。我们最近看到好几个患者，通过气管插管甚至无创呼吸机治疗，病情就有所好转。比如武汉某医院的一个 ICU 医生，31 岁，1 月 5 日发病，1 月 15 日加重，转入金银潭医院，转入后当时有呼吸衰竭，经鼻高流量氧疗不能维持，当时我们去看他时，他使用的经鼻高流量氧疗为 60 L/min，血氧饱和度只有 90％左右，而且说话就会下降到 80％～85％的水平，呼吸频率达到 44～50 次。当时我们特别犹豫要不要给予气管插管，但是后来给他换无创呼吸机给予呼吸支持，未进行气管插管，4 天前，他已经改为鼻导管吸氧，转到普通病房了。所以新冠肺炎这个病和重症流感、禽流感有不同的地方，但是我们现在推测它的细胞因子风暴可能和流感也不同，有可能更多的是损伤肺间质以及血管内皮相关导致的一些损害。我们在抗疫前线看到一些患者，通过这些实验室检查结果大概有一个判断，但是未来需要做相关细胞因子检测或者做病理检测去证实。

玉　辰（3月8日）

肺部的一些重要病变,首先当然是 ARDS 的表现,要基于 ARDS 进行相应的处理和治疗,包括 ARDS 造成的一些肺泡萎陷的对抗疗法,如正压通气;包括 ARDS 造成缺氧之后如何应用呼吸支持技术,维持氧合、排出二氧化碳等。但这种病变是感染之后的 ARDS,要给予充分的重视,而这种所谓感染之后的 ARDS,我们现在又恰恰没有一个非常有效的、强力的抗病毒药物,所以如果有机会进行抗病毒治疗或接受高效价恢复期血浆输注,对于患者的恢复或许是有好处的。我们呼唤着一些有效的抗病毒药物的出现,就像细菌感染性 ARDS,抗细菌感染是最突出、最有效的疗法一样。

另外,非常重要的一些病变就是"类继发性机化性肺炎"的问题。我们可以看到继发性机化性肺炎(secondary organic pneumonia, SOP)肺间质机化的情况,以及一些外周小气道闭塞的情况,所以它和机化性肺炎(organic pneumouia, OP)的特点是很吻合的,只不过在发生时间上高度吻合于继发这种病毒感染,所以我们归结成了继发性的 OP,现在病理上还缺少明确结论,临床医生没有敢说这就一定是典型的继发性机化性肺炎,还需要有关的专家进一步论证。现阶段我们姑且把它称为"类 SOP"——类继发性机化性肺炎,如果出现这种情况,糖皮质激素应该是有效的。

而类 SOP 出现于什么时间？根据我们的初步经验,往往是在发病后 7~10 天的时间,那时胸部 CT 实变影就可以进一步辨识了,它本身一些纤维性的间质性病变就开始显现,而且如果有机会听诊的话,会听见"爆裂音"这种和间质性病变高度吻合的临床体征,所以使用一些激素应该是有所帮助的。但同时要注意,这时病毒的载量怎么样,这时患者体液免疫被抑制的情况怎么样,应该做综合考虑之后,再采取相应措施。但激素用量如何选择,现在没有严格 RCT 研究的证实,如果真要做一些研究,其实这些都是可以考虑的,但临床上现在一碰到大的疫情,"有序"的东西就减少了,"无序"的东西或其他干扰性因素会明显增加,就对一些冷静的、真正能达到科学成果的研究产生影响。

我们结合以往的经验,现在是静脉应用 40~120 mg 甲泼尼龙,可以分次应用,但我个人觉得一次应用剂量大一些似乎更好。个别患者适当调整剂量是可以的。使用疗程方面,有一些经验的用法包括高剂量冲击 3 天,随后逐渐减量等,这是我们需要再进一步观察的问题。目前关于 COVID‑19 出现 SOP 的时候,用药原则到底如何？这还没有一个非常标准的疗法。在此期间,需要提醒大家,一定要根据患者当时的病毒载量和患者的免疫功能综合考虑使用激素治疗的问题。

曹 彬(3月1日)

新冠肺炎的病理生理机制就是"病毒性肺炎"和"病毒性肺炎所引起的全身的炎症反应",我们还看到很多危重症患者出现了休克,但实际上,他并没有合并细菌感染,而只是单纯的病毒感染,所以,我还是反复强调病毒、病毒、病毒!

2. 新冠肺炎在病理上有哪些表现和特征？病理改变给我们带来哪些临床提示？

瞿介明(2月28日)

新冠肺炎患者的尸体解剖结果,分别为左肺、右肺、肝脏、心脏的解剖。可以看到肺脏呈现弥漫性的肺损伤,伴有肺泡腔内细胞及纤维素渗出。肺组织内可见明显的肺泡上皮细胞脱落、透明膜形成,符合经典的急性呼吸窘迫综合征的肺脏病理表现。肺间质内以淋巴细胞为主的单个核细胞浸润,肺泡上皮细胞体积增大,细胞核大,胞质颗粒状、双嗜性,核仁明显,周有空腔样结构,似病毒感染细胞改变。所以为什么在临床上很多的重症患者即使使用了有创机械通气、ECMO,而这些危重症患者的病死率还是相当高。现在我们看到全国统计的数字,比如湖北以外地区病死率是百分之一点几、百分之零点几,在湖北地区的病死率会高一些,但是它是全部人群、全部新冠肺炎的统计。我们回过头来要关注一个问题,重症患者尤其是危重症患者救治的成功率如何,换句话说就是病死率如何。从已经发表在《柳叶刀·呼吸医学》杂志上公布的病理特点中,肝脏、心脏的改变也是非常明显的,有病毒感染之后的一系列表现,如细胞的肿胀,甚至有坏死。从已经发表的危重症患者的结果来看,病死率高达60%以上,非常高。所以我们也和一些同行在分析研判危重症患者即使使用有创机械通气之后,甚至用ECMO之后,病死率仍然非常高的原因。而在整个临床观察的过程中,常常会观察到两个现象,第一个现象是普通型新冠肺炎患者发展成为重症的时候,一般会出现非常明显的发热,临床症状加重,出现呼吸频率的增加。第二个现象是重症患者发展成为危重症的时候,也有相当多比例的患者突发高热,呼吸困难进一步加重,出现淋巴细胞的急剧下降或者血小板的急剧下降,甚至患者气管插管中有大量的分泌物、黏液、血性分泌物等。

　刘　良（3月7日）

目前我们一共做了9位患者的尸体解剖，其中5位男性患者，4位女性患者，年龄在50~80岁。在这9个病例中，肺部主要病变为肺泡腔见以单核细胞、巨噬细胞为主的炎细胞和纤维素的渗出，透明膜形成；肺泡隔增宽、充血，间质纤维化；细小支气管黏膜上皮脱落、坏死伴炎细胞聚集。另外，可见肺出血和肺气肿，在不同的情况下或轻或重，不一定一致。病变进展时可以出现肺泡结构塌陷、纤维化及肺肉质变。这9例死亡病例的肺小血管腔内多数可见混合血栓或透明血栓。部分病例可见继发感染，所以肺部感染问题对治愈、生存可能也有影响。病变程度有一个特点，从肺门到边缘，严重程度逐渐增加，所以感觉肺的问题是从边缘开始，逐渐往中央波及，这也与临床表现比较吻合。严重程度及病变进程存在个体差异。肺组织病毒核酸检测绝大多数为阳性。

这里介绍其中3例的病理表现。

例1　男性，这个患者病史的特点为低蛋白血症。有高血压、脑梗史，肺部病变进展快，肝肾功能损害不明显，后期感染指标上升，临床考虑的死因是以呼吸功能衰竭为主的多器官功能障碍综合征（MODS）。其组织病理学特点有：①双侧肺脏弥漫性实质和间质炎症，伴透明膜形成及间质纤维组织增生，符合病毒性肺炎病变特征，继发真菌性肺炎；②心肌细胞肥大并有急慢性缺血性改变；③肾脏为散在肾小球玻璃样变，近曲小管上皮细胞水变性。结合临床，该患者符合因新冠肺炎导致弥漫性肺泡损伤（DAD）病理改变，因病程较长，近肺门区域病变比较轻，主要是渗出的表现，再往肺中间发展则呈现中期的病变，主要是早期的一些纤维化，肺外周区域病变比较严重，所以肺外侧是以纤维化为主。这个患者合并双肺真菌感染，其最终死于以呼吸功能衰竭为主的MODS，真菌感染也起了一定的作用。

例2　男性，临床特点：辅助检查示白细胞升高明显，但是淋巴细胞数减少、低蛋白血症，凝血功能异常，D-二聚体升高（超出检测限）后回落，肝、肾、心酶谱异常，氧饱和度难以维持，多在66%~90%。住院期间，2次新冠病毒核酸检测呈阴性，影像学改变符合新冠肺炎。实际上这个患者就是影像学诊断后收治入院，其他病原检查阴性。尸检病毒分析肺、心脏呈阳性。死亡原因考虑为以呼吸功能衰竭为主的MODS。其组织病理学特点为：双侧肺脏弥漫性肺实质和间质炎症,伴透明膜形成及间质纤维组织增生,肺出血明显,伴肺气肿,出现肺大疱,支气管腔内见坏死成分。肺部也见小灶性细菌感染。心肌肥大并有急慢性缺血性改变。肾小球散在玻璃样变,近曲小管上皮细胞水变性。结合临床,该患者因新冠肺炎导致弥漫性肺泡损伤,病程较长,双肺外周病变进展为机化期;最终死于以呼吸功能衰竭为主的 MODS。

例3 男性,双侧肺脏弥漫性肺实质和间质炎症伴透明膜形成及间质纤维组织增生,符合病毒性肺炎。冠心病并有慢性缺血性改变。肾散在肾小球玻璃样变,近曲小管上皮细胞水变性,少量坏死。结合临床,肺部纤维化严重,突发呼吸困难,血氧下降。去世前3天继发金黄色葡萄球菌感染。尸检发现巨大肺大疱(8 cm×6 cm),左侧重度气胸。关于该患者的死亡机制,我们认为新冠肺炎是一个主要原因,也要考虑心脏、合并感染的问题。所以在心脏、合并感染的基础上,肺部代偿能力已经到达临界点,并出现了突发的气胸,最终导致呼吸、循环功能衰竭而死亡。

此外,我们注意到新冠肺炎患者肺病灶内淋巴细胞性渗出较少,这和一般肺炎不一样。我们看到这9例中大概有5例的脾脏都是缩小的,显微镜下的淋巴细胞稀少、淋巴小结非常小,所以这种现象可能提示病毒对脾脏淋巴细胞"仓库"内的淋巴细胞破坏。我们看到 T 淋巴细胞受损比较严重,但是 B 淋巴细胞受损也严重,相对而言 T 淋巴细胞更重。同时,对于其他脏器不仅仅要考虑基础病导致病情加重的问题,也可能有病毒的直接损伤影响。

我们目前要把这9例死亡病例,进行常规染色、免疫组化、特染、电镜、病毒检测等,尽快拿出最终结果。后期希望与临床、基础医学、免疫等多专业的专家进行沟通,以便进行进一步的深入研究。

 玉 辰(3月8日)

病原进入宿主以后可能会引起哪些病变? 武汉金银潭医院到目前为止已经做了10余例遗体解剖,华中科技大学同济医学院刘良教授团队和陆军军医大学第一附属医院卞修武院士团队做了大量的病理解剖工作,从中发现了一些病理变化:比如肺脏,可以看到病毒颗粒和包涵体,常见病毒性肺炎和一系列感染后的肺组织损伤,包括继发 ARDS、弥漫性肺泡损伤、透明膜形成等。另外,这些患者肺组织纤维化倾向比较突出,外周小气道存在萎陷和闭塞,浸润肺脏的炎性细胞以巨噬细胞和单核细胞为主,而不同于其他病毒性肺炎,也不同于细菌感染。

发生病毒感染后,病理上纤维化的表现类似继发于感染后的机化性肺炎

（SOP），现在我们还不敢确认叫做 SOP，希望病理学专家再做进一步的甄别和定论，因此称为"类 SOP"。在临床上，无论是 SARS，还是流感病毒感染，我们都看到过类似的机化表现。如果有机会进行肺脏听诊的话，这种患者可以听到爆裂音。胸部 CT 可见到类 SOP 样的特征性改变。

除了肺间质改变外，在肺血管里也可看到一些变化。对于血管内皮的描述需要病理专家做进一步的观察，但是目前已发现"血栓"并不少见。特别是毛细血管和肺小动脉里的透明血栓，这不仅不少见，而且是相当多见的情况。是否与 D-二聚体的升高有关？这类患者的肺血管和其他部位血管内的血栓改变给我们留下了深刻印象。

病毒全身感染的证据是在病理解剖上看到的。首先，病变归根于病毒感染，对这种感染不能掉以轻心，不能轻易判定病毒已被清除了，特别是临床上只见到核酸检测，而且只限于鼻咽部的核酸检测为阴性时不足为鉴，因为尸体解剖组织肺脏仍可以看到病毒颗粒和包涵体。目前检测方法很多，口咽拭子或鼻咽拭子不足以代表身体内部的感染情况，我们需要进行多部位的采集，来进行以核酸为代表的病毒分析。除了肺脏的直接损害外，心脏是另外需要重点关注的器官。病毒不但对心肌本身有损伤，对心脏的传导性也造成了一定损伤，这是为什么有些病人会出现心律失常等传导性变化的重要原因。此外，急性肾损伤（AKI）的情况可以见到，以肾小管受累为主。这都证明严重感染者存在多脏器受累。

因此，病理上的一些变化可以给予我们重要提示。目前，病理方面还是应用常规方法进行的一些初步观察，需要进一步用更细致、更前沿的方法观察病理功能及形态变化，特别是呼吸系统的病理改变。

 3. 由病原体所激发的细胞因子释放风暴在新冠肺炎重症和危重症中起到了什么作用？

 瞿介明（2 月 28 日）

除了病毒感染产生的表现外，由病原体所激发的细胞因子释放风暴（CRS）是否从中起到较大的加重临床症状的作用？ 在已经报道的相关研究中，特别是新冠肺炎危重症患者中，IL-6 和 GM-CSF 等与 CRS 密切关联的因素明显上升。同样，大量的免疫细胞和组织液聚集在肺部，从某种程度上进一步佐证了存在 CRS。我们现在正在分析研判的从一组死亡患者和非死亡患者的对比中做出的一个时间曲线图，也印证了这样一个结果。在这个时间点上，从没有给予呼吸机支持（比如面罩吸氧）到病情突发变化后，需要给予无创通气或者是无创通气转换成有创机械通气，甚至用 ECMO 这样的情况下几个时间节点的比较，观察一些与炎症介质、细胞因子明显关联的急剧升高的动态变化情况。所以，我们觉得从临床宏观层面和微观病理解剖层面来看，观察体内相关的检验检查以及细胞因子的变化。如果这些方面能够相互关联起来，将为我们更加深入、全面地认识新冠肺炎提供更好的依据。

不同病毒引发的 CRS 所涉及的细胞因子不完全相同，H1N1 甲型流感病毒、H5N1 禽流感病毒、SARS 冠状病毒、MERS 冠状病毒以及这次的 COVID - 19 新冠病毒，有些相似，但是很多是不完全一样的，IL - 6 和 GM - CSF 在这次新冠肺炎中增高的比例更高一些。所以，进一步寻找新冠肺炎相关的病情变化、发展，预测从轻症变成重症、从重症变成危重症相关的一些生物标志物，希望能够寻找出新冠肺炎相关标志物，把它们作为判断病情变化严重度转换的重要因素，同时为治疗和干预提供一些新的靶位。我认为，这是真正能够提高重症和危重症治疗的成功率、降低病死率的有待研究的方面。

清除 CRS 中细胞因子可成为潜在治疗靶点。这次新冠肺炎的 IL - 6 作为一个主要的细胞因子，在脏器的损伤中发挥着重要的作用，在尸体解剖中也看到了很多的其他脏器损害。希望以 IL - 6 作为干预靶点，看看能否研发出一些新型药物，或者把目前针对 IL - 6 受体的药物用于治疗新冠肺炎 CRS，这也是目前大家所关注的、对于危重症治疗是很重要的一种干预研究。

 郭　强（3 月 6 日）

病毒本身与宿主会相互影响，炎症因子增加是特点之一；从临床测量的结果来看，以 IL - 2 受体升高和 IL - 6 升高为主，这些其实都与巨噬细胞 M1 活化有关，它不像 IL - 10，有其自身特点，现在也有单抗。对于细胞因子是否可以用 CRRT 来清除，我们认为在 CRRT 实施的过程中，有些患者的病程可以延长一点，但是病情可稍微缓解一些，与病死率是否有直接关系还有待进一步的研究。

 玉　辰（3 月 8 日）

关于细胞因子风暴或免疫风暴的问题，可以考虑采取类似糖皮质激素的治疗,这是根据患者的情况来考虑的。一定不要以为免疫风暴来的时候病毒就已消失了,事实上,往往正是因为病毒的存在才激发了这种情况,所以抗病毒和相关治疗还是至为重要的。目前在探索一些对抗免疫风暴的治疗,但是也是有其指征的,是需要严格评估和充分观察的。

4. 关于病毒侵袭脏器以及病毒性感染中毒症

 郭 强(3 月 6 日)

包括新冠病毒在内的多种病毒可导致病毒性脓毒症(viral sepsis)。有研究发现,42% 的病毒感染为病毒混合感染,其中呼吸道合胞病毒、流感及副流感病毒、鼻病毒、腺病毒最常见,现在也有报道说它们与流感病毒有共同检出;这值得新冠肺炎患者重视;但对多种病毒共感染患者的荟萃分析未显示与临床严重程度增加有关。新近临床重症病区抽样发现,新冠病毒混合甲型流感病毒感染的比例约占 1/3,合并乙型流感病毒少见,其他呼吸道合胞病毒、支原体和军团菌未检出。根据某些重症病区专家的分享,新冠病毒有一定比例合并单纯疱疹病毒感染。这些临床总结正在进行中。

病毒性脓毒症一般在新生儿、免疫低下成人中多见;需要重视在侵袭性操作如 ECMO、血液透析等时也会出现。H1N1、H7N9 流感都存在 ARDS、心肌炎、脑病、病毒性脓毒症的表现。流感的高危人群,如低龄或高龄、免疫抑制人群以及孕妇等也会发生这些表现,大多相关研究还没有把流感病毒的病毒性脓毒症作为一个主要诊断。可以借鉴的是,2019 年腺病毒发病较多,腺病毒引起的休克较多(特别是对于一些免疫抑制的患者),但是腺病毒引起的休克特点是恢复快,一些应用 ECMO 的患者恢复得也比较快。腺病毒的脓毒症可能比流感病毒更严重,器官衰竭更明显一些。新冠病毒多器官累及的特点也必然有病毒性脓毒症的参与。目前进行病毒性脓毒症的诊断,需排除细菌、真菌、寄生虫所致的脓毒症,这点在没有基础病和病程短的患者中比较容易做到。

新冠肺炎中,临床细菌、真菌的证据少,要考虑脓毒症是由病毒引起。但也要注意 PCT、CRP 在免疫抑制或淋巴细胞低时鉴别病毒和细菌感染有时候特异性不高。其他特异性标记物尚处在研究阶段。

这次武汉的很多重症、危重症患者没有高热的表现,这点符合病毒性脓毒症表现。无高热甚至体温正常或偏低，可能是病毒性脓毒症的一个特别表现。病毒性脓毒症的概念重点还是强调了病原体，但了解其病理生理更重要。个人认为新冠病毒感染早期存在隐匿性休克，有低血容量的成分，也有脓毒症休克；普通转重症患者病程长、基础病多（特别是合并慢性细菌感染），给新冠肺炎脓毒症的特点描述带来了困难。我们观察到的少数单纯新冠病毒感染的患者中，病毒性脓毒症休克并不存在。流感相关脓毒症在东南亚的研究中，流感病毒合并脓毒症的比例较高。总体印象是，新冠肺炎存在病毒性脓毒症在我们收治的临床病例中是存在的。重症和危重症患者存在休克时，大多合并有心源性和细菌混合感染后的脓毒症休克。新冠肺炎的治疗无特异性，关键在于早期发现，具体参考脓毒症的处理原则。

 王　辰（3月8日）

从病理解剖上，我们看到了肺、心、肠道等器官的病变，那么有没有一些临床特别需要注意的、与病情判断关系特别密切的、一些值得关注的病理现象呢？这显然需要给予关注。对于COVID‐19，一定要充分重视"病毒侵袭脏器"。千万不要认为核酸检测是阴性，脏器就没有病毒了。咽部的核酸检测是阴性的患者，他的脏器内可能存在着病毒颗粒或包涵体，因此病毒对脏器的侵袭还是突出和严重的。现在有一个词叫做病毒性脓毒症。大家对细菌性中毒症比较熟悉，但通过近年来这一系列病毒性疾病的出现，我们也要特别注意病毒性脓毒症的特点。

5. 新冠病毒感染与心脏损伤

 郭　强（3月6日）

除了流感病毒以外，还有其他病毒都会对心脏产生影响，比如肠道病毒、细小病毒。所以病毒并不是器官特异性选择，特别是新冠病毒，初步观察BNP和超敏肌钙蛋白与患者重症转危重症有关。我们的研究在前期关注了人感染H7N9禽流感住院患者的心脏损伤情况，经过严格筛选，在321例患者中，发现有63.2%（203例）的患者存在不同程度的心脏损伤。心脏损伤的发生率与住ICU时间（天）、住院病死率、病毒转阴率直接相关。初步比较两组临床特征及结局，显示与无心脏损伤患者相比，发生心脏损伤患者的病情更重，脏器替代治疗比例更高,病毒转阴率更低;其住 ICU 时间更久,住院病死率更高。在这些心脏损伤的 H7N9 禽流感的患者中,没有发现病毒血症阳性,也没有在现有的心肌细胞中明显检测出有心脏病毒的阳性,这点与新冠病毒不同。多因素分析校正混杂因素(包括年龄≥65 岁,APACHE II≥21,PaO$_2$/FiO$_2$≤200 mmHg,AKI 以及心脏基础疾病)显示,心脏损伤与住院病死率升高独立相关。

对于新冠病毒而言,现在还存在很多未知的领域,只能说可能部分早期死亡患者存在暴发性心肌炎合并脓毒症心肌病,部分病程长的患者仅仅合并脓毒症心肌病。暴发性心肌炎的主要特点是心肌细胞水肿,需要 IABP 和 ECMO 维持才能稳定;而脓毒症心肌病是细菌感染引起脓毒症的心肌改变,有左室扩大、EF下降等特点。2020 年 *Intensive Care Med* 发表的文章揭示了新冠病毒感染导致心衰的比例高达 40%,大部分患者从症状出现到死亡的时间是 12～24 天。这和合并暴发性心肌炎的推断不相符合。病程长,治疗滞后、混合感染后继发脓毒症心肌病的可能性更大。《新冠肺炎诊疗方案(试行第七版)》介绍了尸体解剖的心脏病理,心肌细胞可见变性、坏死,间质内可见少数单核细胞、淋巴细胞和(或)中性粒细胞浸润。第一时间看到这个病理结果,我并没有很震惊,因为做尸检的时候,尸检的时间间隔会有一定影响,我觉得大部分患者可能都会有一些变性、坏死,所以我推断可能不一定完全是由病毒引起。心脏病理结果还发现部分血管内皮脱落、内膜炎症及血栓形成。所以从心肌本身来讲,我认为这样的病理结果没有特异性改变。反而心脏的病毒检测,我了解到的都是阳性表现。从病毒血症、心脏的检测结果来看。新冠肺炎还是区别于其他流感,特别是在细胞的种类上,新冠肺炎以单核细胞和巨噬细胞为主,也完全区别于流感。所以很多人认为新冠肺炎是一个新的疾病,新的疾病一定是有新的病理生理,这确实值得我们重视。新冠肺炎患者中发现部分心肌肥大并伴慢性缺血改变,这可能是个别患者有冠心病的表现;病程越长的患者,低氧血症维持的时间必然越长,心肌慢性缺血的改变越明显。我们初步观察到,绝大部分死亡的新冠肺炎患者中高敏肌钙蛋白和 BNP 都曾升高,在部分病例中发现高敏肌钙蛋白升高在病程各阶段都可出现,可数千到数百,与预后的关系尚在研究之中。它与组织灌注密切相关,初步发现,血乳酸高的较高,且超敏肌钙蛋白和 BNP 无直接相关。

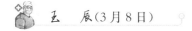

王 辰(3 月 8 日)

我们看到有 1/5～1/4 的患者出现了心肌损伤,当然,尸检的患者往往病情很重，心肌损伤或心肌炎的比例相对更高，因此，COVID-19第一容易攻击的是肺脏，第二容易攻击的是心脏。所以，对这些患者一定要在心电图上给予监测，一定要在心肌酶学上连续监测，在BNP上要给予监测。

有时，医生往往会认为这种患者心脏突然出现了问题。其实，对于这种所谓的"突然"，如果我们在会诊时追问一下，经常会发现在过去三五天都没有监测过病人的心电图、心肌酶、BNP，甚至也没有对其心率等情况的描述，那何谈突然呢？因此，所谓"心肌损伤"确实有突然变化的情况，但它往往在前期是有临床表现的。重复一遍，从心电图、心肌酶、BNP上可以发现病情发展变化的一些征象。这类患者需要给予监测，给予动态的评估。严重情况到来前是我们可以干预的阶段，是我们在提高注意力、提高监测水平的情况下就能够发现变化的时机。

当然，这种患者由于高龄的原因，可能合并出现急性心血管事件。比如我们遇到好几例合并急性冠脉综合征（ACS），他们有相应的表现，需要给予重视。

6. 重症新冠肺炎患者还出现了哪些脏器或系统受累？

 玉 辰（3月8日）

我们在抗疫一线工作有一个多月的时间了，和许多医生和研究人员一起进行了研究和讨论，对新冠肺炎有了一些比较感性的认识并正逐步深入。除了前面已经提到的重要病变，我们还可以看到D-二聚体升高或明显升高的患者比例较高。目前几项研究提示，D-二聚体升高和患者的预后是负相关的，这里就要特别注意，凡是感染的病人和肿瘤的患者，都容易引起全身系统性的炎性反应。这时高凝的问题和由高凝继发的纤溶问题往往是并行出现的。

那么是否同时出现了DIC呢？如果看到纤维蛋白原没有消耗性下降，血小板没有消耗性下降，那么应该主要是高凝和纤溶的关系，或许和血栓的形成，包括所谓的原位血栓形成有关，还可能和静脉血栓栓塞症（VTE）有关系。VTE是深静脉血栓脱落之后，堵到肺动脉的，如果D-二聚体太高，当然需要警惕。我们看过3例尸检，在病人大脑的中动脉和肺动脉里都见到了血栓，而一些外周小动脉和毛细血管里的透明血栓并不少见。这时的透明血栓形成和我当住院医时的一种情况相似，那时通过对接近50例的肺心病遗体解剖，发现47例都有肺小动脉和毛细血管的透明血栓形成，这是比较多见的现象。因此，这些患者如果没有禁忌证的话,要考虑适当给予一定的抗凝,但同时提醒大家警惕出血问题,要评估出血的可能性,尤其是老年患者。而且,这种患者用上肝素以后要看血小板变化,注意 HIT 的出现,出现"肝素影响的血小板减少"并不罕见,我们要给予充分关注。

此外,我们在遗体解剖上还看到了急性肾损伤的表现,临床上需要给予监测,这种病例有一定的发生比例,要给予相应的支持疗法。

第三章

新冠病毒感染的诊断

1. 新冠肺炎核酸检测对确诊的意义何在？

 施　毅（2 月 11 日）

　　新冠肺炎实际上就是 CAP 的一种，引起 CAP 的病原体包括细菌、病毒、非典型病原体，那么对 CAP 患者应该何时采集标本，采集哪些标本，进行哪些实验室检查？《中国成人社区获得性肺炎诊断和治疗指南（2016 年版）》已有明确规定。通常情况下，门诊患者不需要进行病原学检查，但特定情况下和住院患者，应该进行相关的实验室检查。指南中有非常明确的 CAP 特定临床情况下建议进行的病原学检查。需要进行呼吸道病毒筛查的患者有五种情况：群聚性发病、初始经验性治疗无效、重症 CAP、双肺多叶病灶和免疫缺陷。

　　临床高度怀疑病毒性肺炎时，应考虑进行相关的病毒学检测。目前推荐的检测共有 4 种，包括病毒分离培养、血清特异性抗体检测、病毒抗原检测和核酸检测。病毒分离培养非常困难，在临床上一般都不用病毒分离培养作为临床诊断的标准，一般只有在实验室进行研究时才进行病毒分离培养。血清特异性抗体检测包括 IgM 和 IgG，前者出现时间较短，后者通常要有恢复期血清，对新冠肺炎诊断的价值有限。所以实际在临床应用的诊断中，病毒性肺炎的指标主要有两个：一个是病毒抗原检测方法，包括直接免疫荧光法（DFA）和胶体金法检测，使用胶体金法比较多，虽然胶体金法的特异性比较好，但是敏感性并不高；另一个是核酸检测。在对甲型流感的诊断中，实际临床应用的主要方法是病毒抗原检测（如胶体金法检测）和核酸检测。所以核酸检测是非常重要的。

　　在新冠病毒检查方法中，首先在前面合计六版"诊疗方案"里，毫无疑问都把核酸检测作为确诊病例的实验室诊断标准，只是从早期的呼吸道标准，扩展为呼吸道与血液标本,阳性指的是在鼻咽拭子、痰、下呼吸道分泌物、血液、粪便等标本中可检测出新冠病毒核酸。到第六版已经不再考虑标本来源,只要核酸检测阳性即可确诊。方法为:①实时荧光 RT-PCR 检测新冠病毒核酸阳性;②病毒基因测序,与已知的新冠病毒高度同源。

核酸检测是不可替代的确诊方法:对合理应用有限的医疗资源、及时救治患者非常重要。第一,病原抗体检测有窗口期,要在后期才能出现抗体,往往滞后于核酸检测。第二,核酸检测的敏感性要远远高于刚才提到的其他实验室检测方法。第三,核酸检测阳性要比胸部 CT 出现改变更早,我们现在已经发现存在无肺炎临床症状表现的新冠肺炎患者,所以它显得更加重要。第四,有核酸定量检测,这种定量检测可以动态监测病毒感染的程度,观察治疗效果。

PCR 检测方法实际上是利用荧光信号的变化实时检测 PCR 扩增反应中每一个循环扩增产物量的变化,是对起始模板进行定量分析的方法。现在已经有很多应用在临床的实时定量 PCR 检测试剂盒。大家一定要注意,PCR 方法虽然非常敏感,但是实际针对某一病原体其阳性检出率也只能达到 $30\%\sim50\%$,超过 50% 的诊断需要依赖临床诊断病例,本次新冠肺炎的诊断也是如此。

基因测序大家也比较熟悉了,下一代基因测序技术(NGS)的广泛应用已经使大家对病原学基因测序非常了解。基因测序是通过对标本的基因进行测序,如果与已知的 2019-nCoV 基因高度同源即可确定。这个方法非常准确,可用于争议样本的最终确认、监测病毒的变异、病毒的溯源等,但是成本较高,操作较复杂,需要测序仪和专业的生物信息分析等。

基因测序的好处有哪些?第一,与 PCR 相比,因为病毒在传播过程中可能发生变异,这时候 PCR 就检测不出来了,但是高深度宏基因组测序(测序总 reads 数不低于 80M DNA 序列)可以弥补 RT-PCR 的缺点,并监测可能的变异;第二,部分病毒含量较低的样本,低于 RT-PCR 最低检出限,而人源宿主背景较低时,宏基因组测序可以有效提高检测阳性率;第三,对于冠状病毒检测阴性的疑似感染,宏基因组测序能够有效提供其他可能感染的病原信息;第四,宏基因组测序还能够提供多重感染或继发感染相关病原信息。

PCR 方法操作便捷、速度快、成本较低,更适合于大批量患者的检测。而 NGS 花费高、时间长,对于大批量检测来说,比较难以承受。所以作为普查,还是使用 PCR 方法比较合适。但是,如果患者在检测过程中遇到问题,比如一次检测为阳性,但下一次检测又呈现阴性,那么此时就应该介入基因测序;如果患者临床症状比较典型,检测结果转阴了或测不出来,是不是有基因发生了变异,

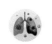

我们现有的 PCR 试剂盒检测不出来,就应该使用 NGS。另外,如果是重症患者,怀疑同时有混合感染,他很有可能不仅是有新冠病毒,同时也可能有其他病毒甚至细菌感染存在。特别是患者如果存在免疫功能低下,比如糖尿病、使用免疫抑制剂的人群,这样的患者可能同时需要做 NGS。如果我们这样把握,就不会让所有患者都去做 NGS,又可以掌握一定的尺度,因为 NGS 还是比 PCR 方法有更多的优点。

如果结合 RT - PCR 和宏基因组检测,可更快、更全面地覆盖 2019 - nCoV 检测,并监测新冠病毒在传播过程中可能发生的变异。

 陈荣昌(2 月 29 日)

有很多人讨论关于新冠肺炎的诊断标准。要确诊的话,肯定要进行病原学检测,否则不好鉴别其他呼吸道病毒(如流感病毒、腺病毒等)导致的肺炎。尽管现在有典型影像学改变,但是总体而言,病原学检查最重要的还是诊断和鉴别方法。但现在病原学检测的阳性率只有 30％～40％,这就需要临床医生综合考虑流行病学、临床影像学以及动态变化,不要轻易因为上呼吸道标本检查结果为阴性而排除。这时,就特别需要呼吸与危重症医学科综合诊治的基本功。动态观察和反复检查可以提高确诊率。

如图 3 - 1 所示,左侧为流感病毒肺炎,右侧为 RSV 肺炎,我们能够从影像学推断出病原体吗?尽管最近大家都关注一篇综述性的文章,论述病毒性肺炎的影像学改变,似乎不同的病毒性肺炎的影像学具有自身的特点,但是特异性不高。我认为还需要建立一套面向临床需求的病毒学检测方法,才能够更好地指导临床诊断与鉴别。

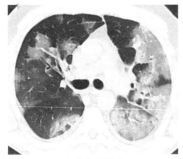
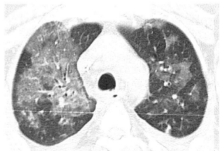

流感病毒肺炎　　　　　　　　　　RSV 肺炎

▲ 图 3 - 1　流感病毒肺炎和 RSV 肺炎患者影像学表现

对于很多肺炎来说,过去大家主要关注细菌感染,因为病毒性肺炎是一个自限性疾病,所以病毒检测并不是常规检查。但是我们之前遇到一个重症肺炎导致 ARDS 的病例,进行气管插管机械通气,插管过程中有血性痰液。患者白细胞正常、淋巴细胞减少,降钙素原正常,看上去很像病毒感染,但是流感病毒快速检测(胶体金)阴性,可医生觉得还是有点像病毒感染,于是经验性地使用了奥司他韦。在这种情况下,我们到底是考虑常规抗病毒治疗还是积极地进行病原学检测? 后来,该患者的 PCR 检测结果为流感病毒阴性,腺病毒阳性(多次)。我们知道奥司他韦对腺病毒无效。因此,我认为,针对这类患者,如果不做病原学检测,就容易导致我们的诊断不明确,治疗的针对性也不够强。

2. 新冠肺炎核酸检测的问题和对策

 施 毅(2月11日)

目前病毒核酸检测方法存在的困惑包括:①前段时间王辰院士在中央电视台采访时提出,确诊患者中咽拭子的阳性率仅为 $30\%\sim50\%$。实际的阳性率有多高,还需要我们进一步探索。②临床已发现 CT 为肺炎,又有明确流行病学史,但核酸检测阴性者。这是假阴性吗? ③由于检测机构少,检测速度远远跟不上临床需要,很多患者因为等待检测而延误诊断和治疗。④根据临床表现判断不是新冠肺炎,但核酸检测却是阳性。会是假阳性吗? 因此,核酸检测虽然很重要,能够推动病例确诊,合理使用有限的医疗资源,及时救治患者,但是这些问题也会干扰临床诊断,带来一定的困扰。

目前病毒核酸检测方法的问题包括:①为什么检测的阳性率这么低? 是我们的检测试剂不行吗? ②临床非常符合诊断标准的病例,为什么检测不出来? ③既然检测机构少,为什么不能多开放一些医院进行核酸检测? ④为什么会出现假阳性? ⑤既然检测不可靠,为什么不能用胸部 CT 来替代核酸检测? 这是临床提出的比较典型的问题。我总体感觉,对于核酸检测存在的问题,我们应该仔细分析原因,改善检测结果。总体而言,最大的问题就是假阴性。对于假阳性来说,最多错隔离了患者,但不会让疾病传播;如果是假阴性的话,就会把可能确诊的患者放出去,造成更大的传播,这个问题更严重。初步归纳假阴性的原因可能与疾病本身特点有关,与咽拭子采样的局限性有关,与运输、保存等问题有关,与 PCR 试剂盒的缺陷有关。

目前病毒核酸检测问题发生的原因分析下来有以下几点：

（1）标本采集的时机与部位不对导致的误差。病毒感染在不同阶段所影响的器官的深度是不一样的。病毒早期分布在上呼吸道，随着病情发展，上呼吸道病毒被清除，而下呼吸道病毒载量反而升高，因此应该尽量同时采集下呼吸道标本（深部痰液、支气管肺泡灌洗液）。支气管肺泡灌洗液最好，但难以获得，传播风险高，比较耗时，所以并非所有患者都需要做此检查，也不适合。重症患者深部痰不易咳出，但如何能努力咳出来，哪怕是"口水痰"，也比鼻咽拭子强。因此，虽然鼻咽拭子最常用，但与病程密切相关，目前的最佳采样时机尚不清楚。按甲型流感 24～72 h 到高峰，然后迅速下降，那么新冠病毒有没有可能也是如此，到后期是不是就不容易从鼻咽拭子中检测出了？另外，采样的问题与人为因素也有关系，一线采样人员有巨大的感染压力，可能导致采样不彻底、不完全而导致假阴性。此外，采样的手势和拭子的材质质量对样本质量也是至关重要的。

（2）标本运输限制。采样后样本的保存和运输会影响结果。RNA 病毒和 DNA 病毒不同，DNA 病毒不太容易变异，但是 RNA 病毒就特别容易变异，也容易降解。在采集过程中，RNA 病毒的核酸由于自降解和生物酶介导的降解，是最难以稳定保存的生物分子之一。因此，含有 RNA 病毒的样本建议存放于专用的病毒保存液中，且必须在冷藏（即 4℃ 或更低温度）状态下保存并尽快运输送检。新冠病毒的储存和运输要求可能更高。而现状是，大多数医院采集后需要集中送至 CDC 统一检测，从采样到实际开展检测可能经过长时间的等待，从而影响检测结果。同时开展检测的实验室是否具备专业能力也是影响因素之一。

（3）试剂盒问题。出现核酸检测的标准后，很多公司都开发了 PCR 试剂盒。国家 FDA 在全国 53 家能够生产试剂盒的公司中初步筛选出 7 家公司，通过应急审批流程，于 1 月 26 日首次认定 4 家公司生产的试剂盒可以作为正式检测试剂盒在临床应用，分别为华大基因新冠病毒检测试剂盒、华大智造 DNBSEQ‑T7 测序系统、上海捷诺新冠病毒 2019‑nCoV 核酸检测试剂盒（RT‑PCR 法）和上海之江新冠病毒 2019‑nCoV 核酸检测试剂盒（RT‑PCR 法），后又增加 3 家。但是全国有 50 多家生产试剂盒的公司，一家公司只能供应一部分医院，很多医院用的其实是那些没有批准的试剂盒。所以大量试剂应急上市，不可避免地因产品质量问题和过度宣传等原因引发了一些负面评价。甚至出现了据称能十几分钟检测出结果，敏感度和特异度达到 100% 的过度宣传。此外，应急审批，最终还是需要按照法规要求补充完成所有的临床验证才能延续注册，从而用于常规临床诊断。

（4）大样本研究及临床验证的缺失。这种试剂盒真的能完全准确地进行检测吗？这本身需要在临床应用中去检测试剂盒的可靠性。大多数新冠病毒检测试剂都是靶向新冠病毒的特定区域，通过 RT-PCR 扩增病毒的 $ORF1ab$ 基因和 N 基因等进行荧光定量检测。然而，新冠病毒属于 RNA 病毒，很不稳定，容易产生变异，现在针对该病毒的研究刚刚开始，病毒基因的变异频度如何，是否存在突变热点或进化上的保守区域都尚未可知。现在的试剂只能根据有限的公开数据进行引物设计，但对大样本中的实际情况缺乏了解，鉴于临床紧急需要先行使用。很难排除个别样本由于扩增区突变导致假阴性的可能。

（5）试剂缺乏监控核酸提取质量的内标以及样本间、样本内重复。目前的检测试剂盒大多数仅针对核酸提取后的检测，而对于 RNA 提取的方法以及质量未做明确说明，从而导致不同方法学提取的 RNA 质量良莠不齐，从而影响最终的扩增效果。同时，缺乏样本间、样本内的重复，也可能造成假阴性。

今后针对核酸检测的应对策略与发展方向如下：

（1）规范标本采集方法。尽可能采集下呼吸道标本，特别是 BALF 标本或深部痰，这样阳性率更高。掌握采集标本的时机，早期以鼻咽拭子为主，晚期以BALF 为主。这并不代表鼻咽拭子后期检测不到，我们有两个病例，确诊后住院将近 20 天，在这期间间断地进行核酸检测，一直到第 20 天仍是阳性。规范鼻咽拭子、咽拭子的操作程序；同时做好采集人员的防护（医用 N95 口罩、护目镜、手套、防护面罩、防护服等）。采用合格的（高质量的材质）采集鼻咽拭子和咽拭子，规范实验室检测的操作流程，保证实验结果的可靠性和正确的解读结果。标本及时送检。比较好的拭子相当贵，不像我们平常拿一个长棉签就可以采集。可以经咽部采集，也可以经鼻腔采集，如图 3-2 所示。如果要经鼻咽部采集，拭子

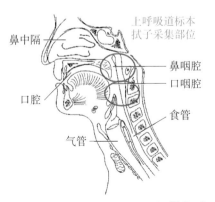

注： ×不要从鼻孔或扁桃体上采样
×不建议雾化导痰
√下呼吸道标本（相对于上呼吸道标本）更可能呈阳性
√对于怀疑感染新冠病毒的患者，特别是患肺炎或严重疾病的患者，单个上呼吸道标本不能排除诊断，建议增加上呼吸道和下呼吸道标本

中华医学会检验学分会采样视频：
https://mp.weixin.qq.com/s/pPuA6U-wGVLUoJoZk3pk0w

▲ 图 3-2 标本采集部位和方法

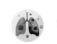

一定要能够伸到鼻咽部,大部分采集的时候都只在鼻孔这片区域采集,这样阳性率一定不高。所以鼻咽拭子的采集方法非常重要,一定要予以关注。

（2）改进标本的运送。及时采集标本,及时送检标本。降低 RNA 病毒核酸的降解,样本存放于专用的病毒保存液中,在冷藏（即 4℃ 或更低温度）状态下保存并尽快运输送检。加快检测速度,减少标本等待检测的时间。在具备专业能力的实验室进行检测。

（3）改进试剂盒生产的审批。加快对可靠试剂生产厂家的审批,国家卫健委已经通过应急审批流程首次认定了 7 家公司生产的试剂盒可作为正式检测试剂盒在临床应用。同时要加快定点医院 2P 加强实验室的建设,让更多的医院能够及时进行检测。关注检测实验室的生物安全性问题。保证检测试剂的质量,需要所有生产厂家按照法规要求补充完成所有的临床验证才能延续注册,从而用于常规临床诊断。

不同厂家试剂盒性能存在差别,分析原因如下:①引物探针系统的特异性与效率:需要良好的参考序列和生物信息分析能力,选择合适的靶标区域;②工艺体系的稳定性:需要丰富的体外诊断试剂开发能力,建立稳定高效的生产工艺体系。

我们希望去选择具有更高的灵敏度、更可靠的试剂盒来提高检出率和可靠性。应选择通过临床真实阳性样本验证,性能稳定,取得 NMPA 注册证的试剂,这样产品质量才能有保证。

（4）改善检测技术。采用标准的病毒特定检测区域。2019 - nCoV 为线性单链 RNA（ssRNA）病毒,基因组全长约 29 903 个核苷酸,共包含 10 个基因。经过对新冠病毒全基因组序列分析,卫健委推荐病毒的 3 个基因区域（$ORF1ab$、E、N）可以作为 PCR 检测的靶序列进行引物探针设计。冠状病毒是一大类病毒,包括 SARS、MERS 及其他引起普通感冒的冠状病毒。E 基因和 N 基因在冠状病毒内相对保守,尤其与 229E/OC43/HKU - 1 等感染人但传播能力较差的冠状病毒存在交叉,以上病毒在自然循环中本身存在,因此用于做靶序列检测时会导致其他冠状病毒阳性。要避免靶序列带来的交叉污染,需要良好的参考序列和强大的生物信息分析能力找到新冠病毒的特异区域设计适合的引物探针。研究显示新冠病毒的特异区域主要集中在 $ORF1ab$ 基因和 S 基因。对于病原检测,并不是越多基因越好。实际上,引物探针之间会互相干扰,导致灵敏度降低,其中二重会弱于单重,三重会低于二重! 比如 HIV 检测试剂盒,靶序列有 gag、env 基因等,只对其中一个靶序列进行检测,已达到了极高的灵敏度和准确性。

（5）综合评估（回归临床）。最后还是要强调，拿到核酸检测结果后一定要回归临床。加快生产试剂盒，拿到质量好的试剂盒，加强实验室建设，同时规范临床特别是基层医院和卫生服务中心应能正确地采集临床标本，规范实验室检测的操作流程，保证实验结果的可靠性和正确的解读结果。再和临床表现、流行病学史相结合以后进行综合评估，不要单独以阳性、阴性来做决定。

总之，正确的检测方法需要从源头抓起，首先是控制取样的质量，其次是严格的适温保存和快捷的运输，采用可靠的检测试剂盒，规范检测的操作流程，然后再将检测结果和临床表现相结合，最终才能对结果做出合理的判断和解读。

 陈荣昌（2月29日）

我个人认为PCR技术会存在假阴性、假阳性，所以每个医院都要开展自己的研究，一家医院的研究结果不一定适合另一家医院，因为使用仪器不同、环境不同、操作人员不同、采样方法正确性不同，所以每个医院都应有针对自己医院的情况来论证自己医院这个方法的特异性和敏感性，如此才能够指导临床诊治。我举一个比较成熟的例子，关于PCR作为结核的诊断方法，10多年前我曾审阅了一篇某个结核病医院的稿件，痰菌阳性组，PCR的阳性率为60%，阴性对照组阳性率为40%。这样的检测结果，显然几乎无法用于诊断，因为特异性、敏感性都不够。但是随着方法的改良（广州呼吸健康研究院的PCR实验室是接受国家的"飞行质检"的），我们这么多年没有出现过对"飞行质检"标本的错误报告。所以，在这里做出来PCR为阳性，诊断的正确率超过90%；如果反复做PCR、取深部痰液或组织进行PCR检查都是阴性，基本上都能排除。但是，一个方法除了方法本身以外，整个团队在实施过程中有没有做好质控等很多细节的问题也很重要。总体而言，不能够以一次结果来决定。比如有些患者在出院前检测PCR阴性，但随访过程中又从阴性转为阳性了，需要综合临床评估，症状是否有反复，有没有新发的病灶，是真的阳性还是假阳性，是否有传染性，这都是非常重要的问题，需要通过临床研究来回答这些问题。我觉得这是很值得综合CDC、临床和实验室的专家团队来共同面对的问题，需要依靠研究数据，才能给出一个有科学依据的答案。

 王　辰（3月8日）

病毒核酸检测是我们现在使用最多的方法，但核酸检测似乎总是有些问题。

由于病毒是新型的,新冠病毒核酸检测的试剂被批准时都没有来得及进行深入的临床检验评估,因此,现在核酸检测在三个环节上的问题都需要给予重视。①采样过程质控:包括采样使用的拭子和运送培养基等是否合格、采样操作的手法是否合规、采集后保存和运输温度是否符合低温要求等;②核酸试剂盒质量;③实验室操作能力。

上述三个环节都是我们需要注意的。现在核酸检测结果或阳或阴,似乎还难以用非常成熟的方法来确定。从早期的实践中,大家看到,对于确诊的患者,鼻咽拭子的核酸检测只有 30%～50% 为阳性率,正常情况下,核酸检测的阳性率应该比这个数据高很多。尤其是应用 RT-PCR 的检测方法,从其原理上看,应当是对于连单个细胞内的痕量核酸分子都可以检测到,证明它的敏感性应当是足够的。但如果检测结果是阴性,其实大家首先要考虑的是"试剂有没有问题",包括现在热议的所谓"复阳"的问题,与其问这类患者到底是不是"复阳",不如问他们当初是不是"真阴"? 这是要大家考虑的,也就是说,或许当初核酸就没有被清除过,只不过我们没检测出来,因为那时病毒的载量低,不如病毒载量高的时候容易检测。因此,所谓的"核酸检测再复阳"从理论上是不符合现有的科学认知的,我们首先要检讨的是"当初到底是真阴还是假阴"的问题。

再次强调,核酸检测要关注三方面的问题:采样的问题、试剂的问题、实验室操作的问题。大家要特别注意用于核酸检测的呼吸道样本的采集问题,实际上现在临床所用的多数是咽拭子,也有用鼻咽拭子或口咽拭子进行采样。有好几家单位对我讲,使用鼻咽拭子检测病毒核酸似乎更可靠一些。这个经验供大家参考。这方面目前还需要科学的数据和严谨的评估来帮助形成标准操作程序。

但我想和大家说,鼻咽拭子只是核酸采样的可选部位之一,现在可以从 5 个部位进行核酸采样。第 1 个部位是咽拭子,很多单位提示最好经鼻取咽拭子。第 2 个部位是晨起没有刷牙、漱口时舌下的唾液,那里是病毒容易聚集的位置。第 3 个部位是深部的呼吸道分泌物,包括两种,一种是痰,或咳出来的,或经气管插管吸出来的,另一种就是 BALF——支气管肺泡灌洗液。第 4 类是血,很多地方不检查血中的病毒核酸,其实这不对。血液中除了病毒血症阶段病毒载量相对较高,其他时候病毒含量较低,对于血液还是应进行采样和核酸检测的,特别需要评价核酸载量。第 5 个部位是肛拭子,取材应该深一些,取直肠黏膜的拭子。有些单位的经验是,当咽拭子检测已经呈现病毒阴性之后,肛拭子还可能是阳性的,这个道理我们需要再慢慢地观察思考,再去发现它的规律。面对这个新发的疾病,很多方面我们都要以探查、探究的态度去看待,不要以太个性化的局部经验代表全部,因为个性化的经验容易是"盲人摸象"式的经验。仅仅一个核酸检测,就要考虑从采样到检测的过程,采样要考虑到采集部位、病毒在体内分布和感染情况,等等。所以,这就是病原体检测方面我们需要再提高的地方。

现在临床上有很多"怎么看怎么像"的患者,而检测后却发现核酸是阴性的,我们就要检讨一下从试剂盒到采样的诸多问题,这样能够有更稳健的基础来评价核酸检测结果到底是阴还是阳,是真阴真阳,还是假阴假阳。此外,呼吸道感染病原体种类繁多,感染症状体征相近,在进行新冠病毒检测的同时,不能忽视对其他呼吸道感染病原体的监测。

3. 如何评价抗原或者抗体检测方法?

　施　毅(2月11日)

病毒检测有 4 种方法,我们已经应用了核酸检测,病毒的分离培养在临床实际上是不可行的。那么就是另外两种方法,一个是抗体检测,现在很多其他的常见病毒也在做抗体检测。如果有检测试剂盒出来,对判定患者的回顾性诊断或者是 PCR 没检测出来,但又高度怀疑的患者,抗体检测可以帮助我们作出判断。抗体检测还可以评估恢复期患者是否有充分的抗体存在,就可以采集恢复期患者的血清,给重症患者进行治疗。但是我个人更看重抗原检测的试剂盒,特别是使用胶体金方法的试剂盒。只要能找到肯定的抗原点,做出可靠的试剂盒。在《流行性感冒诊疗方案》中反复修改胶体金方法,因为它的敏感性太低,但特异性还是很好的。如果我们按照这个方法检测,可能会漏掉一些患者,但它的特异性并不差,速度快。如果与核酸检测方法同时去做,其实还是可以给临床提供很大帮助的。

　王　辰(3月8日)

据我了解,临床上没有太多的抗原检测试剂,冠状病毒的抗原检测在抗原识别上容易有交叉反应,在抗原识别位点的选择上有一定的困难,找到特异性结合力强的抗体是关键。比如,现在中国医学科学院/北京协和医学院病原生物学研究所研制的抗原检测试剂面临着一个困惑,在保证抗体特异性的前提下,如何能够筛选到更灵敏的检测抗体,目前的试剂需要克服与已知病原体的交叉反应问题，还需要不断地精化。抗原检测的特点是能够很快速、很特异地进行诊断，比如我们在临床检测流感病毒，主要用的方法就是抗原检测，我们寄希望于下一步抗原检测的方法能够用起来。

临床上已经开始使用抗体检测了，抗体检测已经成为相对可靠的方法。当然抗体分很多类。针对病毒特异性抗体，IgM 作为急性期抗体、IgG 作为恢复期抗体，也是中和抗体的主要组成部分。还要关注 IgA 抗体，它也是急性期产生的一种抗体，产生的时间与 IgM 出现的时间一致，甚至还略早一点。另外，气道的分泌型的 IgA 在抗感染中的作用如何，值得进一步关注。

还有，抗体中对"中和抗体"的评估，是决定这种抗体里哪些是真正有治疗效应的、有抗病毒效应的，只不过现在临床上不能够评估中和抗体，如 RBD 抗体检测似乎能够有一定关联，但目前这种关联不是十分紧密和确切。所以在抗体方面，如果要检测体内的中和抗体，也就是真正能够对抗病毒的抗体，还需要设计更多的检测方法。现在临床上，特异性 IgG 和 IgM 重点用于辅助诊断方面，但如果要做恢复期血浆治疗，需要评估患者本身抗体水平的高低，哪怕不是确切地评价中和抗体水平，也应该检测一下特异性 IgG 等抗体，而恢复期血浆中病毒特异性 IgG 水平往往和中和抗体含量有大致对应的关系 。中日友好医院援鄂医疗队支援的武汉同济医院中法院区最近收治了两例极危重症患者，均使用了恢复期血浆，检测了血浆中病毒抗体，都能达到 1∶640，远高于要求的 1∶160，效果是比较好的。因此抗体检测不仅仅是病原诊断检测，还需要从患者的整体情况进行评价。

4. 什么是疑似病例？

 蒋荣猛（2 月 1 日）

有流行病学史中的任何一条，符合临床表现中任意 2 条；无明确流行病学史的，符合临床表现中的 3 条。即便没有明确的流行病学史，也要按照疑似病例进行对待。自从新冠肺炎诊疗方案第四版改版之后，就放宽了疑似病例的标准。大家可以回想一下 2003 年控制 SARS 的时候，为了早期把传染源隔离起来，就要把疑似病例的诊断标准放宽，但与此同时，防控的压力加大，没有足够的床位，没有足够的单人房间去隔离这些疑似病例，这是一个迫切需要解决的问题。

施　毅（2月11日）

从国家卫健委发布《新冠肺炎诊疗方案（试行）》第一版至今，已经是第六版。尤其是近期更新频繁，如第四版（1月27日）、第五版（2月4日）、第五版修正版（2月8日）、第六版（2月18日）。国家卫健委"诊疗方案"的不断更新提示，诊断需要随着疫情的变化根据临床经验不断总结修正，如图3-3所示。其中流行病学史定义的不断变迁很好地体现了这一点。目前的流行病学史是这样写的：①发病前14天内有武汉市及周边地区，或其他有病例报告社区的旅行史或居住史；②发病14天内与新冠病毒感染者（核酸检测阳性者）有接触史；③发病前14天内曾接触过来自武汉市及周边地区，或其他有病例报告社区的发热伴有呼吸道症状的患者；④聚集性发病。第一、二版，只是说有过武汉市华南海鲜市场暴露者，那时的病例数少，患者群主要集中在40～60岁，没有发现儿童患者。第三版就有所改变了，把武汉市作为疫情主要发生地，同时提出所有的人群都是易感人群，包括儿童。第四版，已经不仅仅局限于武汉地区，而且人群普遍易感，儿童也不例外。到了第五、六版，除了武汉，有更多的其他地区成为有持续病例报告的社区，在这里，只要与患者有接触，就是符合流行病学史了。

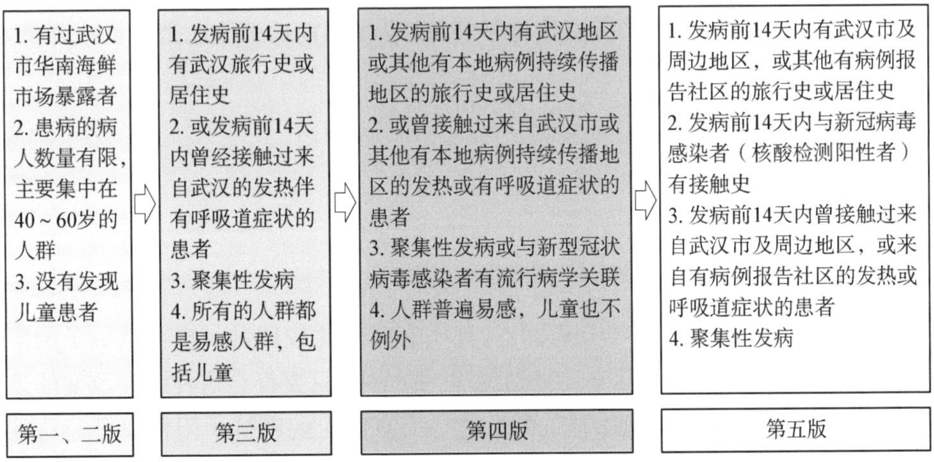

第一、二版	第三版	第四版	第五版
1.有过武汉市华南海鲜市场暴露者 2.患病的病人数量有限，主要集中在40～60岁的人群 3.没有发现儿童患者	1.发病前14天内有武汉旅行史或居住史 2.或发病前14天内曾经接触过来自武汉的发热伴有呼吸道症状的患者 3.聚集性发病 4.所有的人群都是易感人群，包括儿童	1.发病前14天内有武汉地区或其他有本地病例持续传播地区的旅行史或居住史 2.或曾接触过来自武汉市或其他有本地病例持续传播地区的发热或有呼吸道症状的患者 3.聚集性发病或与新型冠状病毒感染者有流行病学关联 4.人群普遍易感，儿童也不例外	1.发病前14天内有武汉市及周边地区，或其他有病例报告社区的旅行史或居住史 2.发病前14天内与新冠病毒感染者（核酸检测阳性者）有接触史 3.发病前14天内曾接触过来自武汉市及周边地区，或来自有病例报告社区的发热或呼吸道症状的患者 4.聚集性发病

▲ 图3-3　"诊疗方案"中流行病学标准的演变

由此可见，流行病学史最大的变化是改为武汉市及周边地区，或其他有病例报告的社区：①旅行史或居住史；②"接触发热伴有呼吸道症状的患者"的规定变得越来越模糊。强调与新冠病毒感染者有接触史。新冠病毒感染者是指有病原核酸检测阳性者，无论来自哪里。提示：来自非武汉和湖北者也可能是，只要是患者。总体而言，流行病学史放宽了诊断标准。

与此同时，临床表现的定义也在不断变化。例如，第五版方案中临床表现最大的变化是把湖北以外省份和湖北进行了区分，湖北省疑似病例的诊断标准是大大放宽的。疑似病例（湖北省）的诊断标准中，临床表现中改为：发热和（或）呼吸道症状；发病早期白细胞总数正常或降低，或淋巴细胞计数减少。与以往的临床表现相比，增加了"和（或）呼吸道症状"，没有肺炎的要求。有流行病学史中的任何一条，或无明确流行病学史的，且同时符合临床表现中的 2 条者即为疑似病例。而湖北以外省份的疑似病例定义中，临床表现改为：发热和（或）呼吸道症状；具有上述肺炎影像学特征；发病早期白细胞总数正常或降低，或淋巴细胞计数减少。有流行病学史中的任何一条，符合临床表现中任意 2 条，对应"无肺炎表现"患者，即湖北以外不一定要有肺炎表现，防止漏诊。无明确流行病学史的，符合临床表现中的 3 条。

 瞿介明（2 月 28 日）

疑似病例：一是有流行病学史中的任何一条，且符合临床表现中任意 2 条；二是无明确流行病学史的，且符合临床表现中的 3 条。临床表现包括发热和（或）呼吸道症状；具有新冠肺炎影像学特征；发病早期白细胞总数正常或降低，淋巴细胞计数减少。

5. 何谓确诊病例？

 蒋荣猛（2 月 1 日）

现在建议最好采集下呼吸道标本，其实有时候比较困难。现在咽拭子的阳性率就很高，比如我在 1 月 9 日来到武汉，那一周，只要符合这种肺炎改变的患者，咽拭子阳性率可以达到 20%，最近这一周有的医院咽拭子阳性率已经达到 50%，甚至 60%。也就是说在武汉地区，新冠病毒在病毒的病原学当中，已经是一个比较优势的病毒，甚至超过了这么多年季节性流感的阳性率，所以这也是目前形势很严峻的表现之一。

施 毅（2月11日）

第五版方案中,检测标本除了呼吸道标本,还增加了血液。在没有或难以获得呼吸道分泌物的患者,可以采集血液标本送检,检测的方法有两种,实时荧光定量 PCR(RT - PCR)和病毒的基因测序。第六版"诊疗方案"进一步做了修改,核酸检测不再强调检测的标本,只要新冠病毒检测阳性,就可以作为确诊病例了。

 瞿介明（2月28日）

确诊病例需有病原学证据阳性结果(实时荧光定量 PCR 检测新冠病毒核酸阳性;或病毒基因测序,与已知的新冠病毒高度同源)。

6. 新冠病毒感染如何进行临床分型?

 蒋荣猛（2月1日）

重型的标准为出现以下情况之一者：①呼吸频率增快(≥30 次/分),呼吸困难,口唇发绀;②呼吸空气时,指氧饱和度≤93%;③动脉血氧分压(PaO_2)/吸氧浓度(FiO_2)≤300 mmHg(1 mmHg=0.133 kPa)。危重症的标准为符合下列任一条：①出现呼吸衰竭,且需要机械通气;②出现休克;③合并其他器官功能衰竭需 ICU 监护治疗。机械通气可以是无创,也可以是有创。休克不管是低容量性休克还是脓毒血症休克,都包括在内。普通型的标准为只要具有发热、呼吸道等症状,影像学可见肺炎表现,但是又不严重的就属于普通型。

第五版"诊疗方案"可能还要加一个轻症的标准,具有发热、咳嗽,但是影像学未见肺炎表现,新冠病毒病原学检测阳性。

7. 病例的发现与报告

 蒋荣猛（2月1日）

因为现在新冠肺炎已经被纳入乙类传染病,按照甲类进行管理,各级各类医疗机构的医务人员发现符合病例定义的疑似病例后,应立即进行隔离治疗,院内专家会诊或主诊医师会诊后仍考虑疑似病例的,在 2 小时内进行网络直报,并采集呼吸道或血液标本行新冠病毒核酸检测,同时尽快转运至定点医院。与新冠病毒感染者有流行病学关联的,即便常见呼吸道病原检测阳性,也建议及时进行新冠病毒病原学检测。

要送检新冠病毒的核酸。北京、武汉等地的医院已经在开展核酸检测,由疾控中心统一发放试剂盒。如果没有条件,可以送到辖区的 CDC 做相关检测,而且要求此时不必等待核酸结果出来,就可以联系 120 转到定点医院。需要特别强调的是,要判断患者的病情及轻重程度,转诊的时候一定要注意安全。另外一点要强调,这个季节也是流感高发的季节,所以即使查出来是流感病毒检测阳性,如果与新冠病毒感染有关联,比如有接触史,也要按照疑似病例去对患者进行新冠病毒核酸检测,因为现在已发现有 10% 左右的病例可以是混合感染,同时两种病毒检测都为阳性。所以这时大家一定要注意,不要以为流感病毒检测阳性就可以排除了,如果让这样的患者回家,可能就会造成家庭的传播;把他们安排在普通病房,也可能造成其他医务人员和患者感染。

8. 病例的排除

 蒋荣猛(2 月 1 日)

疑似病例连续两次呼吸道病原核酸检测阴性(采样时间至少间隔 1 天),方可排除。现在有不同的看法,如果刚发病两三天,做两次核酸检测,中间间隔一天,总共是 6 天,6 天也许核酸检测都是阴性的。也就是说,如果患者在发病,入院前三天最好能做胸部 CT,如果有肺炎,有典型影像学改变,即便两次核酸检测为阴性,也不能让患者回家。

9. 如何看待新冠肺炎诊断体系中的"临床诊断"?

 施 毅(2 月 11 日)

第五版"诊疗方案"专门为湖北省设定了"临床诊断病例"的诊断标准。在湖北地区大疫情的特殊状况下,由于核酸检测困难或难以及时进行,很多非常符合确诊条件的患者得不到诊断,反而造成感染源控制不好,导致传播扩散。以至于武汉一线的医生不得不提出以 CT 代替核酸检测的呼声;增加临床诊断病例可以缓解这一困境。当然,随着湖北核酸检测能力的改善,第六版"诊疗方案",又取消了湖北以外省份和湖北省的区分。

 瞿介明(2月28日)

我们注意到在第六版"诊疗方案"中取消了第五版中使用于湖北地区的"临床诊断",而改回"疑似病例"和"确诊病例"两类。那么,为何要取消湖北省内外诊断标准的"双轨制"呢?这是因为这次新冠肺炎疫情的发生主要是在武汉和湖北。新发传染病,尤其是呼吸道传染病,从全世界的新发传染病的规律来看,原发地常常是病例集聚多、增长速度快,其他的地方通常是输入型病例。所以在湖北,尤其是在第五版"诊疗方案"的临床诊断有这样一个说法——没有核酸检测诊断的时候,只要临床诊断符合,比如有相应的临床症状、影像学 CT 表现,尤其是多叶渗出性磨玻璃样阴影,部分也可以有实变,再加上实验室检查中白细胞总数正常或降低、淋巴细胞计数下降,符合病毒性肺炎特点的时候,可作为临床诊断。采用这种方法的原因是湖北以及武汉集聚了大量有待核酸检测确诊的患者,也就是疑似患者,数量相当多。按照当时湖北省的核酸检测能力,在短时间内很难及时完成这一系列的检查。所以从早诊断、早治疗的理念出发,为了使得这些患者能够得到及时治疗,而不发展成为重症或危重症,在湖北采用这样的临床标准,在当时也是符合临床实际需要的。同时对临床诊断的患者也可以及时隔离,以减少传染的风险。所以从这两个角度,我认为第五版"诊疗方案"采用了"双轨制"是符合当时的实际情况的。

现在第六版"诊疗方案"的出台标准是基于全国,尤其是在湖北省内已经达到在短时期内快速收治疑似病例的情况下,目前湖北省内以及全国其他省市病例明显下降,区分省内外已没有价值。在这种情形下,湖北省内外都可以使用统一的诊断标准。

 张笑春(3月5日)

2月初,在湖北省有一类患者是核酸检测阴性、肺部 CT 呈现一定程度的损害(轻重不一,也有特别重的)。但按照当时第四版"诊疗方案",他们不符合入院治疗的标准,并且当时定点医院的床位非常少,甚至我们会诊的一些患者已经呈现白肺,但 PCR 核酸检测为阴性,同样无法收治入院。这部分患者在家庭、社区自行隔离留观,但同时他们可能在家附近的社区医院门诊进行输液治疗。而无论他们在社区门诊,还是在家庭自行隔离治疗,当时医护人员的防护物资不足,甚至这些患者戴的口罩根本不符合要求，所以这部分患者传染他人的风险很高，也容易出现家庭聚集性的发病。这部分患者被纳入医院治疗后，第一，保证了患者的生命健康；第二，避免了他们在社会上游离、在家庭中传播，从某种意义上也遏制了疫情的进展。正是有了这项措施的实施，才迎来目前的良好形势。第五版"诊疗方案"中将CT影像学的表现列入了湖北省的诊断标准，为什么在全国范围它又不适用呢？因为全国的病例是散发的，可以有充分的时间对患者进行诊断，进行病原学检测，可优先直接隔离治疗。所以第五版"诊疗方案"的相关规定只适用于湖北省这一重点地区。2月19日的第六版"诊疗方案"又做了修正。有人质疑为什么又回到原点了？这是因为：第一，湖北省的病例，存量已经得到了控制；第二，对疑似病例的临床确诊，是用CT影像学来确诊的。对于疑似病例，第五版"诊疗方案"规定疑似病例应单人单间隔离治疗。第六版"诊疗方案"保留了该提法。所以，这时湖北省就没必要和全国不一致了，因为已经把存量解决了，使得这批存量患者都能住院。湖北省的统计数据从哪里来的呢？社区、医院，这些数据每一个人员统计的标准不同，这样给统计人员增加了工作量。这时他们取消这个标准，是因为当存量解决以后，新增的疑似病例又按照单人单间隔离治疗，就已没必要另立标准了，就没必要再给统计人员增加很多工作负荷，这样有利于疫情的控制。所以又改回到了原来的标准，保留了疑似病例单人单间治疗。实际上，这时就不应叫"回到原点"，而应是"我们的非常措施完成了它的历史使命"。

10. 在新冠肺炎的诊断中，如何看待基于核酸的检测和影像学检查的作用和地位？

 郭佑民（2月3日）

影像学实际上是需要紧密结合临床的。在临床症状上，无论是不同类型的流感，还是支原体肺炎，一般都能获得正确的诊断。而在这一次，新冠肺炎影像学表现特点是征象多样化、变化快。若"从影像到影像"不结合临床特点，则非常难以诊断是什么疾病。任何一个影像学诊断都是综合性诊断。

影像学可以说有各种各样的特点，但是不可以不结合临床。影像学的表现特点，就是"同病异症"或者是"异病同症"。这一次我们看到的影像学表现，与既往的病毒性肺炎、支原体肺炎甚至其他一些感染在影像学上有很大的不同，例如新冠肺炎患者很快就形成了纤维化,也许我们过去没有注意,这次我们连续复查CT,就发现纤维化形成的速度很快,这就是它的一个特点。

但是新冠肺炎单凭影像学诊断也是不能确诊的,确诊是要根据核酸检测的,核酸检测即便第一次是阴性,第二次也是阴性,但还是应该一直往下查。最后即便是阴性,如果肺上表现有那么多种性质病变,我们又能除外了其他的感染,仍然可以纳入疑似病例管理。另外,尤其现在要注意二代、三代传染,乃至无法查清流行病学史情况的病例。我特别强调这个特殊的时间点。如果影像高度相似又无法排除其他疾病,一定要对这类患者进行留观。

在这个特殊的时间点,如果肺内发现多种性质病变共存,也就说影像学表现多种多样的时候(影像表现多种多样其实常见有几个病,第一,真菌感染,第二,肺血管炎,比如GPA,都是肺内具有多种多样的表现),再加上流行病学史、临床表现、实验室检查,如果再有核酸检测阳性,就可以确诊了。

 王一民(2月6日)

我个人对使用胸部CT诊断还是核酸诊断新冠肺炎有自己的看法。我觉得之所以有临床诊断或者通过CT诊断这样的概念,其实有一定的无奈。第一,前期全国病毒核酸诊断能力不足,很多地方没有试剂,没有规范的分子生物学实验室;第二,病毒核酸检测阳性率低,可能与标本采集有关。作为呼吸专科医生,我们很清楚,有些肺炎患者,用上呼吸道标本来检测敏感性确实偏低一些,所以会常规应用支气管镜采集标本并进行呼吸道病原检测,即支气管镜的诊断性介入的作用。但受限于病毒暴露、技术手段等,很多患者只能靠咽拭子的核酸检测,所以阳性率偏低。这时我们就要依靠临床医生的经验加上影像学资料,进行综合评估。如果我们能够像治疗其他的普通患者一样,做气管镜、留痰,然后进行核酸检测,我觉得阳性率应该还是挺高的。

 李强(2月6日)

不仅是新冠病毒,实际上我们在以往防控中,比如腺病毒、流感病毒也是如此,在感染的早期,咽拭子的阳性率比较高,到感染后期时,只有在肺泡灌洗液中才能够找到,咽拭子往往都是阴性,所以与感染的病程有关。

另外,现在没有固定的医生对这类疑似患者进行咽拭子采集。在防治早期,多是由受过专门训练的公共卫生中心的人来采集咽拭子,现在,因为这些医生忙不过来,患者太多了,所以就交给一些护士或者其他医生在做。可能医生在操作的时候,因为内心的担心和恐惧,采集的时候可能操作不标准,所以就造成了诊断阳性率低。因此,千万不要误以为核酸检测阴性,这个患者就不是新冠病毒感染。和大家讲我们的亲身经历,我们曾拿到两个患者的核酸序列,但两次核酸检测都是阴性,那时我就知道核酸检测不一定准确。但对于胸部CT,很多专家都说,如果看过50个新冠肺炎患者的CT以后,你脑子里一定会有印象,它的影像学特征还是比较典型的。即便有些不典型的,一般多是由于继发或合并细菌或其他感染所导致的影像学不典型。所以我觉得,目前在湖北以外的地区,如果我们过分强调核酸检测的结果、过分强调流行病学史,就会有可能把一部分真实感染了新冠病毒的患者漏掉,如果漏掉的这些人流入社会或者其他病房,危险可能就更大。

 周 敏(2月10日)

我觉得对于医生最禁忌讳的一件事情,就是我们不能单凭某一项实验室检查结果给临床做判断。对于核酸阴性来说,现在有不同的试剂盒,也有快速筛查的试剂盒,不需要提取核酸,就可以直接做检测,这种可能会有一定的假阴性率。还有最大的问题就是取样,取样非常关键。有时候咽拭子取样不到位、标本运送不及时、检测不及时或者检测技术水平不高的情况下,可能都会存在假阴性的问题。但是无论如何,我觉得核酸检测是目前针对病毒性肺炎诊断比较敏感的一种方法。如果一次核酸检测阴性,可以做二次检测。主动权是掌握在临床医生手中的,千万不要被某个实验室检查结果所蒙蔽,以免引起误判。如果取样非常严格、标本检测很及时、检测技术又很到位的核酸试剂盒,我觉得假阴性率并不是特别高,因为我们医院也做核酸检测,与CDC是完全一致的。

 施 毅(2月11日)

随着疫情的发展,武汉地区由于患者太多,而能进行核酸检测的实验室太少,许多标本不能及时得到检测,使疑似患者的确诊较为困难,导致疫情控制受到影响。其次,患者检测结果的阳性率不高,出现假阳性和假阴性,使病情判断更为困难。同时,大量患者等待检测,结果又没有预想的那么可靠,不得以之下,武汉市有临床医生呼吁用胸部CT"代替"病毒核酸检测。但这并不代表核酸检测不重要,而是在疫情严重的情况下存在一些问题,会影响对病情的判断,用胸部CT基本上判断为新冠肺炎有利于临床治疗,而不是胸部CT完全取代病毒核酸检测。并且,国家卫健委制定的《新冠肺炎诊疗方案(试行第五版)》专门为湖北省制订了临床诊断病例,也希望改善不同地区诊断的现状。当然,随着湖北地区核酸检测能力的提升,第六版"诊疗方案"又取消了临床诊断病例。胸部CT和核酸检测是同样重要的诊断技术,需要联合应用,才能在新冠肺炎的诊治中发挥巨大作用。

 瞿介明(2月28日)

在临床诊疗过程中,不论是哪个医生诊断肺炎,不论是细菌性肺炎还是病毒性肺炎,不论是新冠肺炎还是流感肺炎等,都需要有一个鉴别诊断的过程。第五版"诊疗方案"增加了使用影像学资料协助诊断,结合疫情实际情况,可以达到尽早诊断、尽早治疗的目的。而在第六版诊疗方案中,取消影像学诊断,要使用核酸检测的金标准。但是不可否认的是,核酸检测在目前还存在一定的不足。事实上,对于核酸检测的敏感性和特异性的问题,从四格表统计学的角度来说,评价一种检测方法需要有 4 个指标,即真阳性、假阳性、真阴性、假阴性,这样的四格表评估后,可以计算出检测方法的敏感性和特异性。但是大家都知道这次新冠肺炎来得非常突然,我们根据发现的病原微生物的基因序列,开发的 RT-PCR 的诊断试剂盒在比较小的样本中进行了验证,还没有进行到大样本的验证,所以它一定在某种程度上存在假阳性或假阴性的情况。因此,如何不断提高核酸检测的敏感性和特异性,这还需要一个不断提升改进的过程。

这次的新冠肺炎,尤其是重症和危重症,包括有些普通型肺炎,是多叶段的病变,很快进入下呼吸道。现在比较多的是使用咽拭子,这种采样方式可能在某种程度上影响检测的阳性率。在第六版诊疗方案中,特别提到鼓励采集痰液,或者气管插管的患者采集下呼吸道标本,像支气管肺泡灌洗液等,在这种情况下的阳性率会得到明显提高。核酸检测在这次新冠肺炎中同样也面临着一些技术层面的问题。特别是,我们还要注意标本采集后的存放、运输、保存,因为新冠病毒是一个 RNA 病毒,它的核酸比较容易降解,因此如果在技术层面没有很好保障的话,也会影响到核酸检测的阳性率。那么,影像学为什么不能替代核酸检测诊断? 因为在 CT、X 线片中,我们只是看到了影像学的改变,但同种疾病也可以有不同的影像学改变,不同的疾病也可以有相同的影像学改变,所以从这个角度讲,我们不能把影像学改变作为诊断的黄金标准。影像学改变只是提供了作为"疑犯"的重要依据,也就是说影像学有这样一系列表现,我们可以高度考虑或者怀疑是新冠肺炎。

张笑春（3月5日）

当临床确诊出一个炎症或者疾病，尤其是感染性疾病，做病原学检测时，核酸检测是一个"金标准"。为什么包括我个人在内的许多湖北医学影像界的同仁会提出用 CT 作为筛查或临床确诊的依据呢？因为我们在这一特殊时期有所感悟：核酸检测显示的是病原，是原因。在抗击疫情的这段时间内，突然大规模、大范围地集中暴发了这么多肺部有炎症的病例，CT 显示的是结果。无论是什么原因造成的肺部损害，CT 展示的都是一个直观的肺部损害的证据。所以，我提出用 CT 作为诊断新冠肺炎的标准。注意：此处的标准（见图3-4）并非"金标准"，只是在这段特殊的时间、特殊的地点，比较适用的、实践性的经验。

 COVID-19肺炎筛查及临床确诊依据

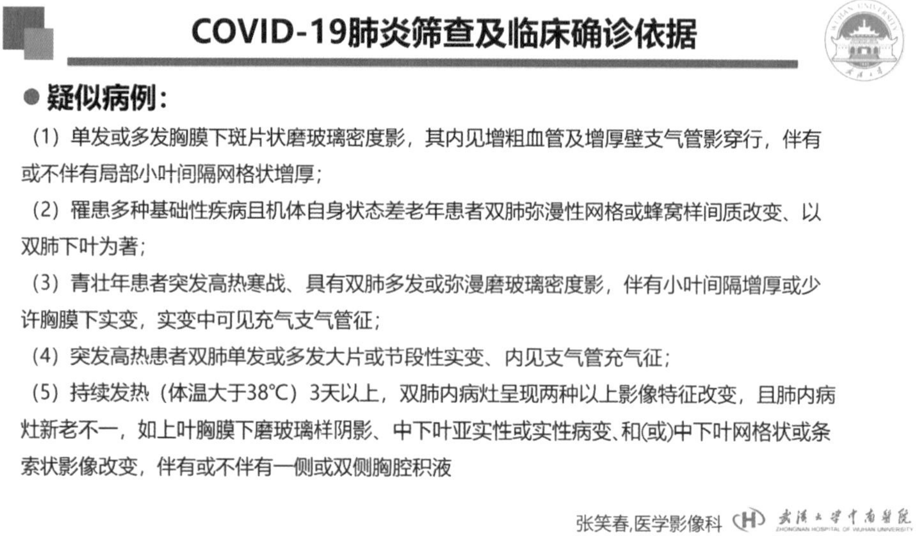

● **疑似病例：**

(1) 单发或多发胸膜下斑片状磨玻璃密度影，其内见增粗血管及增厚壁支气管影穿行，伴有或不伴有局部小叶间隔网格状增厚；

(2) 罹患多种基础性疾病且机体自身状态差老年患者双肺弥漫性网格或蜂窝样间质改变、以双肺下叶为著；

(3) 青壮年患者突发高热寒战、具有双肺多发或弥漫磨玻璃密度影，伴有小叶间隔增厚或少许胸膜下实变，实变中可见充气支气管征；

(4) 突发高热患者双肺单发或多发大片或节段性实变、内见支气管充气征；

(5) 持续发热（体温大于38℃）3天以上，双肺内病灶呈现两种以上影像特征改变，且肺内病灶新老不一，如上叶胸膜下磨玻璃样阴影、中下叶亚实性或实性病变、和(或)中下叶网格状或条索状影像改变，伴有或不伴有一侧或双侧胸腔积液

张笑春，医学影像科

▲ 图 3-4 新冠肺炎 CT 检查确诊依据

这些疑似病例大部分是核酸检测阴性、病原学检查不清楚到底是什么原因造成的。这次在湖北省，尤其在重点地区武汉市，有图3-4其中任何一条，我们都把它纳入疑似病例。

图3-5中患者的核酸检测是阴性。但在当时，有一部分患者不一定核酸检测是阴性，因为他们还没有做核酸检测，或是正在排队等待做核酸检测。这位患者的双肺可见成片磨玻璃样阴影，双肺多发。中间小图为局部放大的图像。里

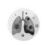

边有肺间质的小叶间隔的增厚，表明了炎症不只是肺泡的渗出，还有间质性改变。可见内部已累及血管，血管是增粗、僵直的。这是我们当时看到的肺部 CT 的影像学之一。

● 单发或多发胸膜下斑片状磨玻璃样阴影，其内见增粗血管及增厚壁支气管影穿行，伴有或不伴有局部小叶间隔网格状增厚

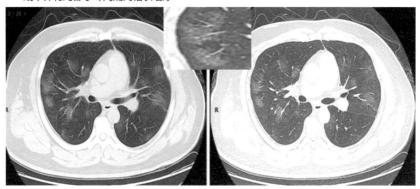

2020-3-5

▲ 图 3-5　新冠肺炎疑似病例典型 CT 征象一

此次新冠肺炎的影像学表现，并不像一开始大家怀疑的像 SARS 那样有典型的表现，它的影像学表现是多种多样的，具有复杂性、多样性的特点。比如老年患者中，他们的肺部 CT 影像学会出现更加让人觉得迷茫的改变，看上去像细菌感染，或者像支原体感染，很容易让人摸不着头脑。图 3-6 所示患者是一位

● 罹患多种基础性疾病且机体自身状态差老年患者双肺弥漫性网格或蜂窝样间质改变、以双肺下叶为著

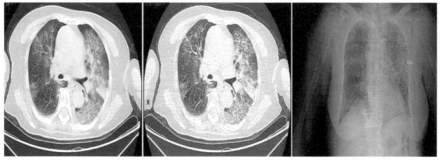

83岁，女，发热（最高体温达38.8℃）、咳嗽、畏寒，伴咽痛、干咳1周，胸闷和气短，冠心病、高血压、糖尿病

2020-3-5

▲ 图 3-6　新冠肺炎疑似病例 CT 典型征象二

83 岁的老年女性,第一次进行 CT 检查,影像学显示为实变,周围双肺出现弥漫性的改变。仅从 CT 的角度,谁都不敢把它作为一个新发的传染病来诊断。但基于在湖北省武汉市新冠肺炎疫情的大环境下,她的核酸检测当时是阴性,像这种影像学表现是比较重的,所以我们一般在核酸检测为阴性的时候,要排查其他的病原体,比如流感病毒、EB 病毒,以及细菌、真菌。这位患者因为有冠心病、高血压、糖尿病,几乎所有的病原体都排除了,甚至如克雷伯细菌也要排查。都排除以后,我们认为这位患者高度疑似新冠肺炎,所以 CT 上呈现出这样的肺部损害结果,我们建议临床一线负责治疗的医生将她收入院进行单间隔离治疗,之后再重新取样,再次来核查她是否核酸阳性。

图 3-7 的患者是另一个典型的疑似病例。他的症状特别重,突发高热、寒颤。这时从双肺 CT 可见几乎为亚实性的改变,已经不是磨玻璃样阴影,且胸膜下已有实变,甚至还有少量的胸腔积液。这一类 CT 影像学的患者一般年轻人较为多见,出现这样的影像学也往往预示着他们的预后较差。这位患者在 5 日后不幸去世。

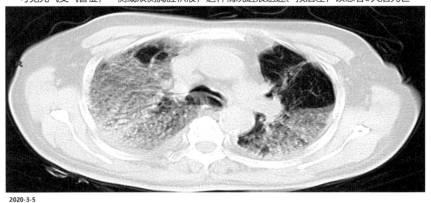

● 突发高热寒战,具有双肺多发或弥漫磨玻璃样阴影,伴有小叶间隔增厚或少许胸膜下实变,实变中可见充气支气管征,一侧或双侧胸腔积液,这种情况进展迅速、预后差,该患者5天后死亡

2020-3-5

▲ 图 3-7 新冠肺炎疑似病例 CT 典型征象三

在湖北省暴发疫情的初期,尤其是 2 月 3 日之前,类似的患者很有可能没有做核酸检测,也有可能做了核酸检测但是阴性结果,当时湖北省有大量的类似患者不能被收治入院,因为定点医院的床位有限。基于当时的大背景,我曾呼吁:

根据患者的影像学资料,结合临床表现,如果患者出现类似的表现,要提醒预后可能较差,该上呼吸机,可能要将一些必要的治疗措施前移。

　　还有的疑似病例,刚就诊时突发症状就较重,以年轻人较为多见,CT 的影像学会观察到肺部出现大片实变,这种征象的出现预示着病情比较凶险、比较重,如不及时干预的话,预后往往不太好。

　　湖北省当时有一批医务人员感染,甚至有人不幸去世,我看过他们当中几位的肺部 CT,他们的影像学资料显示与图 3-8 中这个案例的 CT 较为类似,其初发症状较重。这些情况也证实了我们的判断。

● 持续发热（体温大于38℃）3天以上,双肺内病灶呈现两种以上影像特征改变,且肺内病灶新老不一,如上叶胸膜下磨玻璃样阴影、中下叶亚实性或实性病变和(或)中下叶网格状或条索状影像改变,伴有或不伴有一侧或双侧胸腔积液

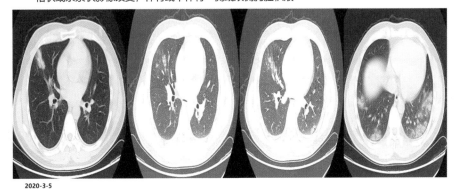

2020-3-5

▲ 图 3-8　新冠肺炎疑似病例 CT 典型征象四

　　从图 3-8 这个病例看新冠病毒感染后肺部 CT 的表现,说明病毒往往会导致新老不一的多个病灶在同一个患者的肺部出现。最左边的影像学是第一次做的,可以看到实变。而后复查过程中的 CT 可以看到病灶的实变周围出现了磨玻璃样阴影,往后又有新增的病灶,里边似乎实变的范围缩小了,但周围的磨玻璃样阴影又增加了,继而双肺下叶又出现了新的病灶。所以,看影像学的进展并不是单靠一次影像扫描后诊断就可以完成,需要多次对比、随访。CT 在这次新冠肺炎中可以起到筛查、排查,甚至临床确诊的作用。

　　以上是部分疑似患者的情况,大部分患者可能是没有做核酸检测或者核酸检测为阴性的情况。

　　还有一部分患者虽然做了核酸检测,但结果为阴性,那么单凭 CT 检查是否

能够起到临床确诊的作用呢？我总结出 2 种可以帮助诊断的典型 CT 征象，配上图像逐一进行解释。

图 3-9 这个病例是第 1 种典型征象。在 1 月 11 日时的影像学是这样的表现，患者的核酸检测为阴性。到 1 月 14 日，可以看到 3 天后患者的病变不仅数量增多了，而且密度增高，范围扩大。到 1 月 23 日，病变的多样性更大。像这种经过几轮随访得出的影像学结论，尽管患者的核酸检测结果为阴性，也始终不能将这个"阴性"作为诊断标准。针对这位患者的情况，他的肺部病变在一步步变重，所以我们就建议他立刻住院，并对他进行隔离治疗。对他的治疗比其他确诊的患者还要严格，确诊患者可以两三个人住同一个房间，但像这类患者就得单独进行隔离治疗。

● 原有单发或多发胸膜下斑片状磨玻璃样阴影范围增大向肺野中央推进
● 原有磨玻璃样阴影范围增大、密度增高，和(或)局部网格状小叶间隔增厚明显，和(或)其内出现厚壁支气管影，和(或)原有胸膜下磨玻璃样阴影开始实变，和(或)肺野内其他部位出现新磨玻璃样阴影

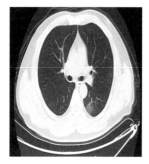

1.11左肺下叶背段片团状GGO

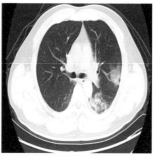

1.14范围增大且实变，并出现左肺上叶下舌段GGO+小叶间隔网状增厚病灶+左侧胸腔积液量增加

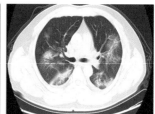

1.23双肺上叶出现GGO+小叶间隔增厚形成"铺路石样征象"，左肺下叶背段实变病灶大部分吸收、少许斑片状实变及条索影+右侧胸腔新出现积液+右肺下叶背段新出现片条状实变

▲ 图 3-9　新冠肺炎确诊病例 CT 典型征象一

图 3-10 这个病例是第 2 种典型征象。可以看到影像学一开始是近乎实变，为亚实性。复查过程中它的密度进一步增高，也就是说肺泡里的液体进一步增加，意味着病情变重。我们通过这种动态的观察，在这位患者第 2 次复查 CT 影像后，给出的诊断是病毒性肺炎。这对影像学来说其实是不合常规的，因为我们不能给出病原学的诊断。但在这种特殊时期，我们观察两次复查对比就给出这个倾向性的诊断，目的是为了引起一线临床医生的注意。

- 原有磨玻璃**样阴**影范围增大、密度增高，和(或)局部网格状小叶间隔增厚明显，和(或)其内出现厚壁支气管影，和(或)原有胸膜下磨玻璃**样阴**影开始实变，和(或)肺野内其他部位出现新磨玻璃**样阴**影

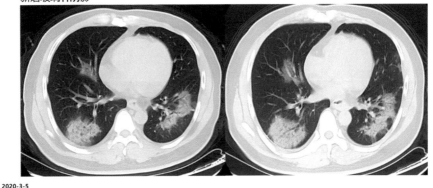

2020-3-5

▲ 图 3 - 10　新冠肺炎确诊病例 CT 典型征象二

🔲 **11. 胸部 CT 检查在新冠肺炎"战疫"中发挥了哪些作用？**

 张笑春（3月5日）

谈这个话题主要因为我是湖北的影像科医生，所以就谈谈 CT 在这次湖北阻击新冠肺炎中所发挥的作用。

湖北此次新冠肺炎的影像学呈现出三方面的作用。第一点正是我提出前面那些呼吁和倡议的原因。第一点的作用是把大存量的疑似病例按照临床确诊收治入院治疗，这样既保护了患者本人，也避免了患者作为传染源传播给家庭和社会。因为当时处于家庭留观状态，我在提出这项呼吁时，已有家庭聚集性感染的病例发生，甚至有逐渐蔓延的趋势。

图 3 - 11 这个病例属于高危暴露人群，她是典型的核酸阴性、无症状患者，但 CT 上呈现阳性表现。医务人员、媒体记者、志愿者等人群都是本次疫情中的高危暴露人群，应当进行排查。这位女性很年轻，以往无任何疾病。1月 21 日影像学检查可见肺部有一小团病灶，里面有一只增粗的、穿行其中的血管。1月 25 日复查无太大变化，期间她自行隔离，接受治疗。目前还在做进一步排查。

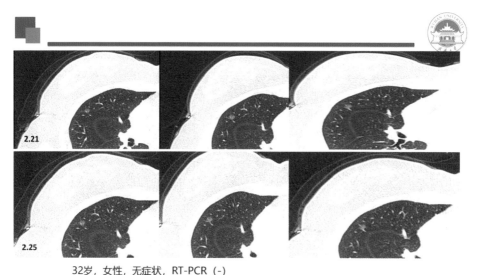

32岁，女性，无症状，RT-PCR（-）

▲ 图3-11 新冠肺炎高风险暴露人群 CT 筛查一

图3-12这个病例在华南海鲜市场附近居住，发现较早，核酸检测为阴性。这个病例很有戏剧性，这就是为什么我们会提出以 CT 为标准的原因之一。该病例几乎囊括了诊断、住院治疗、出院后复阳。近期 CT 还没有复查。仅从这几次 CT 分析，1 月 8 日的 CT 可见肺部发生一些病变，但不典型，按 SARS 的诊疗

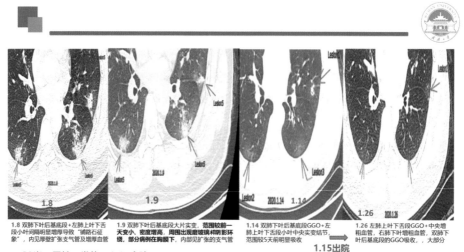

1.8 双肺下叶后基底段＋左肺上叶舌段小叶间隔明显增厚导致"铺路石征征象"，内见厚壁扩张支气管及增厚血管

1.9 双肺下叶后基底段大片实变，范围较前一天变小、密度增高，周围出现磨玻璃样阴影环绕，部分病例在胸膜上，内部扩张的支气管

1.14 双肺下叶后基底段GGO＋左肺上叶下舌段小叶中央实变结节，范围较5天前明显吸收

1.15出院

1.26 左肺上叶下舌段GGO＋中央增粗血管，右肺下叶增粗血管，双肺下叶后基底段的GGO吸收，大部分

33岁，男性，发热，1.15出院，1.28PCR(-),2.10PCR（＋）

▲ 图3-12 新冠肺炎高风险暴露人群 CT 筛查二

经验不应该是新冠肺炎,但他确实是新冠肺炎。CT可见间质和肺泡受累,甚至多条支气管壁增厚、扩张,可见血管的改变。1月8日,武汉市的病例还没那么多,所以他很幸运地直接入院治疗。当时没有做核酸检测,一线医生直接给按照不明原因肺炎治疗。考虑到他比较年轻,怕他产生炎症风暴,据说当时还用了激素。1月9日的CT病变相对进一步加重,密度更实,意味着肺泡里的渗出液体增多,周围出现磨玻璃样阴影。治疗到1月14日,大部分吸收了,但周围还有磨玻璃样阴影。我们说在超早期和恢复期都可以出现磨玻璃样阴影,这就要对比前后所做的CT检查,看看肺部炎症是在逐渐吸收的时候出现的还是发病早期出现的。因为磨玻璃样阴影就是少量渗出的改变,大部分都吸收了剩下少量的,自然就是磨玻璃样阴影。所以我们呼吸界的同仁没必要去纠结磨玻璃样阴影这一个词汇,而是要动态地观察到底影像反映到病理上,去分析应该是一个什么病变。

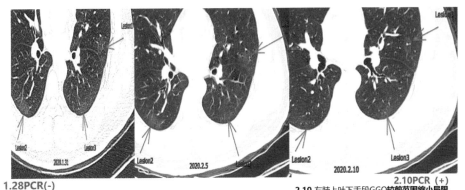

1.28PCR(-)
1.31 左肺上叶下舌段GGO较前稍吸收+中央增血管,右肺下叶后基底段浅淡GGO,左肺下叶后基底段僵直血管

2.5 左肺上叶GGO较前密度稍增高+中央增粗血管,右肺下叶后基底段GGO**较前密度稍增高,左肺下叶后基底段未见病变**

2.10 左肺上叶下舌段GGO较前范围缩小局限**密度稍增高**+中央增粗血管,右肺下叶后基底段GGO较前密度减低,左肺下叶后基底段增粗僵直血管断面**较前明显**

2.10PCR(+)

33岁,男性,高热,1.15出院,1.28PCR(-),2.10PCR(+)

▲ 图3-13　新冠肺炎高风险暴露人群CT筛查二(复查)

这个病例1月14日的CT就可见大部分肺部炎症已经吸收了,剩下少量实变的结节。当时他的情况符合第四版"诊疗方案"里的出院标准,所以这个患者1月15日就出院了。出院当时医院还没有做核酸检测,他就在家里自行隔离。1月26日复查,这时的病变出现了变化,双肺下叶的炎症几乎大部分都吸收了。当时他很放心地回家了。

再看他后续的情况。1月31日复查,病变的密度稍微有增高,原有的部位又出现了一些密度增高,但这时患者完全没有症状,所以就继续在家中自行隔离。1月28日做了核酸检测,结果为阴性。2月5日复查,发现一个部位较31日的CT磨玻璃样阴影密度有所增高,但没有引起足够的重视,患者继续回家自行隔离。2月10日复查,再次进行了核酸检测,结果是阳性;又做了CT,发现有一块确实周围密度增高,且两个血管断面明显增厚,一些部位有一定的改变。于是该患者又被送到隔离病房治疗。到现在为止,据说中间出现了两次转阴,接着又复阳,最新的复查CT还在跟进,3月6日核酸检测为阴性,抗体检测了IgM和IgG,3月8日复查核酸又转为阳性(此时CT影像还残留一小片磨玻璃样阴影)、抗体检测也为阳性。

这个病例的几次CT,反映了患者新冠肺炎的整个治疗过程,包括核酸检测由阴性转阳性,阳性又转阴性,直至产生抗体后转阴又复阳的多次反复,这样大大拉长了患者患病及治疗的时间窗,跟进CT时都发现了方方面面的线索。所以,即使是核酸阴性,也不应该放过影像学证据。在湖北省的疫情大背景下,进行CT检查可以起到一定程度的筛查和临床诊断的作用。

由此可见,CT影像对于炎症的分期、病情的评估、危险的分层,以及肺部病变的动态监测、疗效评估,包括出院的随访,都可以起到独特的作用。这同样适用于湖北以外其他省市。

图3-14这个病例是高风险暴露的人群。其实她在1月份就做了两次CT,没有任何问题。2月5日复查CT,当时有腹泻症状,无呼吸道症状。这次CT发

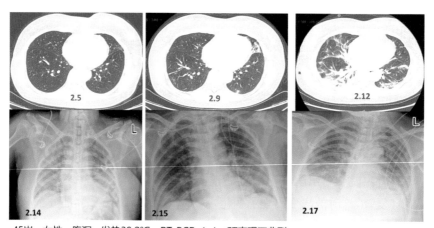

45岁,女性,腹泻,发热38.2℃,RT-PCR(+),CT表现不典型

▲ 图3-14 新冠肺炎高风险暴露人群影像学筛查三

现有病变,但不敢确诊。于是做核酸检测,结果为阳性。CT 可见很小的病变。其实核酸为阴性的患者有时候 CT 上可以看到大块病变,甚至是双肺弥漫性病变。这也给我们带来一个启示:不要过度依赖于病原学检测,或者不要等待。患者可能需要多次、多点地采集样本,可以取粪便样本,也可以取呼吸道样本。比如这个患者,她是以腹泻为症状的,就应该取粪便样本,而不只是依赖于咽拭子样本。这也是我们分享的经验之一。

2 月 9 日,该患者的 CT 影像显示病情在加重,但患者仍在普通隔离病房治疗。CT 可见出现了新的病灶。2 月 12 日的 CT 显示病情突然加重,双侧出现以右侧为主的胸腔积液,双肺病变比以前范围增大。患者出现呼吸困难、乏力症状。一度丧失意识,进入 ICU 治疗后很快上了呼吸机。治疗过程中用了比较特殊的方法,据说还用到干细胞或康复者的血浆。进入 ICU 期间给患者拍了床旁胸片,可见病变严重。这个过程中可以发现,患者的病情总是在反复。2 月 14 日比较重,2 月 15 日肺又变得清亮了,2 月 17 日又比 15 日重,这就是此次新冠肺炎的特点。

2 月 20 日的床旁胸片,又出现病情反复加重。2 月 21 日,病情又有所好转。这时我们要问为什么? 其实在这期间,我们重症医学科的医生们一直在调整她的治疗方案,可能多种方案都使用了,发现没有效果就立即更换另外的方案,所以才导致影像学上出现这么多的变化。从图 3-15 中也可以看到几乎都是这种情况。

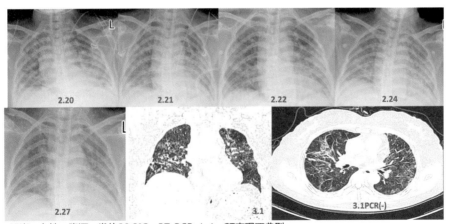

45岁，女性，腹泻，发热38.2℃，RT-PCR（+），CT表现不典型

▲ 图 3-15　新冠肺炎高风险暴露人群影像学筛查三(复查)

患者 3 月 1 日复查核酸为阴性,转普通病房前再次复查 CT,可见消散期(恢复期)的改变。从 CT 影像学反映了本次新冠肺炎具有临床症状表现多样、影像学不同阶段呈现不同多样性的改变的特点。不同年龄、不同性别、不同人群、有无基础疾病,呈现的影像学改变都不一样。现在很多人认为核酸阴性可以用 CT 来检查,但核酸阳性是否意味着都是新冠肺炎呢? 我们再看以下 CT:

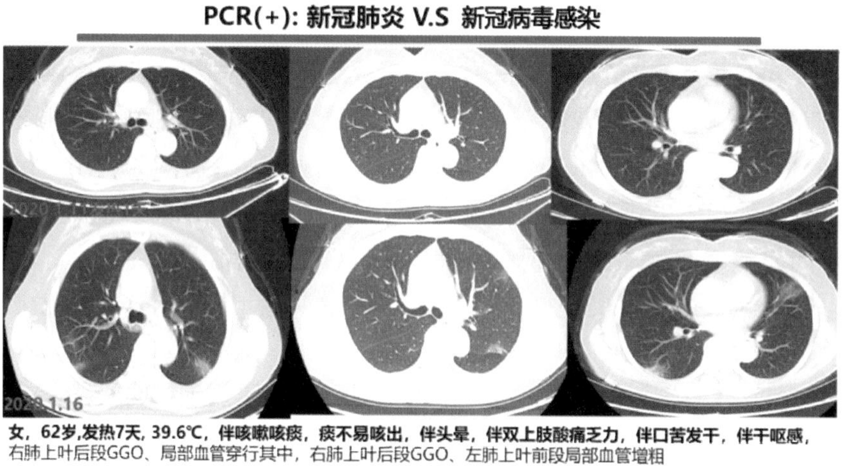

PCR(+): 新冠肺炎 V.S 新冠病毒感染

女, 62岁, 发热7天, 39.6℃, 伴咳嗽咳痰, 痰不易咳出, 伴头晕, 伴双上肢酸痛乏力, 伴口苦发干, 伴干呕感, 右肺上叶后段GGO、局部血管穿行其中, 右肺上叶后段GGO、左肺上叶前段局部血管增粗

▲ 图 3 - 16　核酸检测阳性者 CT

这个病例的患者发热仅一天就来医院做了 CT 检查,肺部没有炎症(见图 3 - 16),但 PCR 核酸检测为阳性。患者自行回家隔离。1 月 16 日复查 CT,出现病灶,进入医院治疗。后来,该患者转入其他定点医院治疗。在这里,需要强调的是,有新冠病毒感染的患者不一定有肺炎,但有肺炎的患者未必完全是新冠病毒感染。

CT 检查在不同的阶段起着不同的作用,它随着疫情的发展和防控措施的升级变化,以及诊疗手段的提高,都在不断发生变化,它所承担的任务也不一样。CT 检查在这个阶段的任务完成以后,综合了整体防控形势,是认知方面的一种螺旋式上升。它不是回到了原点,而是更进一步促进了防控体系的完善,这就是 CT 检查的作用。此外,CT 影像学还承载着与其他疾病一样的肺部病变的分期、病情和疗效的评估。比如入院、入舱的标准,肺部的病变状态是早期还是轻症,是进入方舱医院还是进入医院,也需要将 CT 检查与临床表现一起进行综合判断。任何脱离了此次新冠肺炎疫情发展阶段的认识,都是孤立、片面和不客观的,一定要从发展的阶段、地点、时间上综合来看,才是正确的。我们重点疫区的医务人员在对指南的解读方面,也不要孤立、僵化地看待指南,更不要盲目地质疑指南,一定要根据自己的临床体验、感悟,结合实际情况,结合指南来综合研判和进行临床处置。

12. 在非重点区域的新冠肺炎诊断中,需要注意哪些问题?

 周 敏(2 月 10 日)

第一点要警惕接触不发热的疫区人群可能也会导致感染发病。图 3 - 17 这个患者是一位 38 岁的男性,因"发热伴咳嗽 2 天"就诊。他在一周前因工作和武汉客户有接触,武汉客户没有发热及其他不适。该患者白细胞计数正常,甲型流感、乙型流感筛查均为阴性。

CT 影像学表现如图 3 - 17 所示。

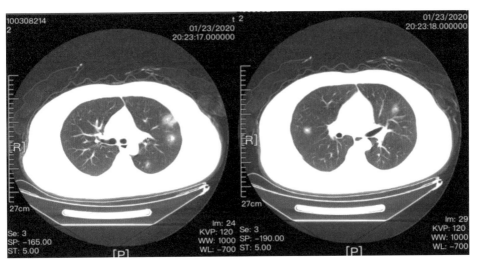

▲ 图 3 - 17 患者 CT 影像图(一)(累及多叶段的磨玻璃样阴影改变,磨玻璃样阴影改变中可以有一些高密度实变区)

对于这个患者,当时我们要启动新冠筛查,由于他接触的武汉客户没有发热,CDC 没有认同就没有启动筛查。第二天临床医生认为必须启动新冠筛查,因为他的影像学很像新冠肺炎,实在不应该漏掉这个患者,他的 CT 影像学表现为靠近胸膜的斑片状高密度病灶,磨玻璃样阴影改变里面还有比较实性的成分。

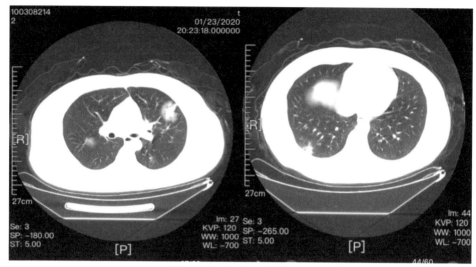

▲ 图 3 - 18　患者 CT 影像图(二)

　　我们坚持启动新冠筛查,最后结果是阳性,确诊为新冠肺炎,因而减少了一个漏诊病例。CDC 可能比较关注流行病学史,但是我们临床专家应该进行综合判断,不一定接触到发热的患者才发病,如果是与疫区的高危人群有接触史,还是要高度重视,尤其是在临床表现、影像学表现都非常符合的情况下更要重视。

　　第二点就是在临床中要特别警惕新冠病毒和其他病毒的混合感染。除了流感病毒,也要警惕混合细菌感染的情况。

　　图 3 - 19 这个患者是 25 岁的男性,无发热、咳嗽病例密切接触史,也没有接

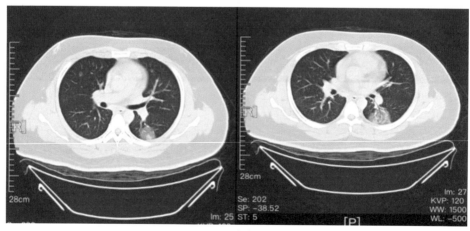

▲ 图 3 - 19　患者 CT 影像图

触过武汉人群,但是他在 2020.01.02 于广州食用蛇肉。患者在 2020.01.22 出现发热,他从广州食用蛇肉到发热,相隔 20 天,检查时体温 39.8℃,无畏寒、寒战,无咽痛、咳嗽,无痰,无胸痛、咯血,无胸闷、气促。在家对症治疗无好转,25日就诊我院。入院时 WBC $4.0×10^9$,中性粒细胞 62.70%,LC 29.1%。25 日咽拭子筛查为乙型流感病毒阳性。当时我们要求 CDC 启动新冠筛查,CDC 认为乙型流感阳性不需要筛查。

可以看到 CT 显示有一个很小、很淡的病灶,同样有磨玻璃样阴影改变,还有些支气管充气征,也是靠近胸膜的肺外侧带。

患者 1 月 26 日胸部 CT 如图 3-20 所示,同样可以看到形态不规则的磨玻璃样阴影改变,双肺多叶段累及。

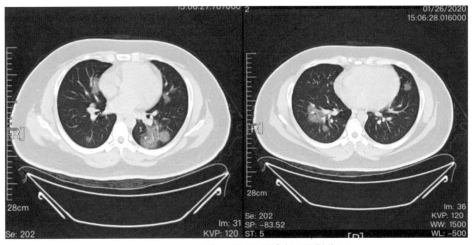

▲ 图 3-20 患者 1 月 26 日胸部 CT 影像图

该患者 1 月 25 日开始接受奥司他韦(达菲)治疗,但是仍有发热。我们觉得影像学太像新冠肺炎了,坚持二次启动 CDC 采样。同时,这个患者的病情开始快速进展,出现胸闷,气促加重。

实验室检查:LDH 293 IU/L,肌酸激酶 2 470 IU/L,CK - MB 6.7 ng/ml,肌红蛋白 492 ng/ml,酶谱显著增高。

病情进展:后来核酸检测结果为新冠病毒阳性。患者 1 月 28 日晚病情迅速加重,出现横纹肌溶解综合征及氧饱和度下降。1 月 29 日转定点医院,淋巴细胞继续下降,1 月 30 日行气管插管,插管后有创辅助通气效果不佳(氧浓度100%,PEEP 12 cmH_2O,后监测提示指脉氧 SpO_2 80%);当日行 ECMO 治疗。

2月7日氧合改善后撤离 ECMO，目前患者使用呼吸机治疗中。

这是一个非常年轻的病例，后来我们再仔细追问流行学病史的时候，发现这个患者接触了从安徽旅游回来的朋友。这个朋友去过一家健身房，里边有确诊为新冠肺炎的患者，患者和他的朋友一起吃过饭。所以有时候患者说没有流行病学史，不一定没有，要仔细反复地询问，也许能找到一些蛛丝马迹。

这两个病例给了我们一些经验教训，一定要注意，不是说乙型流感病毒阳性或甲型流感病毒阳性就肯定不是新冠病毒，有时候可能会出现混合感染的问题。

13. 新冠病毒感染的鉴别诊断应注意哪些问题？

 赵建平（2月4日）

目前，在武汉地区诊断新冠肺炎非常容易，只要是发热，肺部有磨玻璃样阴影的影像学表现，不论是多发的，还是单发的，不用做核酸检测基本上都可以考虑是病毒性肺炎，其中 90％以上都可以考虑为新冠肺炎。湖北省以外地区，还是需要注意进行鉴别诊断。

 蒋荣猛（2月1日）

新冠肺炎主要与流感病毒、副流感病毒、腺病毒、呼吸道合胞病毒、鼻病毒、人偏肺病毒、SARS 冠状病毒等其他已知病毒性肺炎相鉴别；与肺炎支原体、衣原体肺炎及细菌性肺炎等相鉴别；此外，还要与非感染性疾病，如血管炎、皮肌炎和机化性肺炎等相鉴别。

 宋元林（2月9日）

这个季节确实也是流感的高发季节。有一例患者，第一次咽拭子检测结果为乙型流感病毒，后面再去检测，结果为新冠病毒。如果患者是上呼吸道感染的症状，有发热又有咳嗽，也符合流感的症状，在咽拭子检测报告结果出来之前，我个人认为不能排除流感，虽然没有确定是新冠病毒，但也没有完全排除流感病毒。有些抗流感病毒药物相对比较安全，我觉得应该可以使用。现在有这样一种趋势，只要肺里面有点炎症，就会推到呼吸科来询问这个患者是细菌感染、病毒感染，还是新冠病毒感染，因为常规医院里面不能自己检测新冠病毒。我的建议是哪怕怀疑是流感也要做检测。有很多被 CDC 排除的病例不是感染了新冠病毒,那到底是感染了流感病毒还是细菌? 我们要知道这个答案。如果做一些这方面的检测,会有利于疑似患者进一步的规范化治疗。

 周　敏 (2月10日)

对于从事呼吸与危重症医学科的医生来说,感染可能是一个最具有挑战性的亚专科领域。无论是CAP还是HAP,在诊治中我们经常会碰到两大难点:

(1) 尤其在社区获得性肺炎中,我们经常需要去鉴别这个患者到底是由感染性疾病还是由非感染性疾病累及到肺部引起的。其实在临床中,我们见到很多病例是一些非感染性疾病,比如淋巴瘤、皮肌炎肺部受累的表现、干燥综合征的肺部表现,自身免疫性疾病或者血液系统疾病累及到肺部等,考虑肺部感染收治在呼吸科,这在临床中并不少见。对于CAP而言,我们特别要注意需要除外肺结核、肺部肿瘤、非感染性肺间质性疾病、肺水肿、肺不张、肺栓塞、肺嗜酸性粒细胞浸润症及肺血管炎等后,才可建立临床诊断。在临床诊断肺部感染性疾病的时候,我们一定要有排除非感染性疾病的思路,尤其是在抗炎治疗效果不佳的情况下,一定要考虑患者可能是自身免疫性疾病或者淋巴瘤肺部累及。我们科室和其他学科联合总结的300多例淋巴瘤患者发表的文章,发现很多淋巴瘤患者是误以"肺部感染"收治的,所以这也是要引起我们大家重视的一个问题。此外,新冠肺炎虽然是比较急性、具有传染性的呼吸道疾病,它主要在社区人和人之间传播出现感染,所以新冠肺炎也属于CAP。

(2) 从CAP不同病原学的初步鉴别中,我们首先要分析是细菌性肺炎、支原体肺炎、衣原体肺炎还是病毒性肺炎。在临床中我们知道这个患者是感染,但最大的难点就是判断导致肺炎的病原体是何种病原体。瞿介明教授牵头上海市糖尿病合并肺部感染的一项多中心临床研究有49家医院参与,上海的医疗条件还算比较好的,但从这项研究中收集的病例可以看到,能够明确病原体的肺炎还不足20%。我们就可以想象在全国其他地区来说,能够明确病原体的概率并不是特别高,这对我们来说是一个非常大的挑战。所以在临床中要学会如何识别患者大致的病原体,比如病原体可能是病毒、非典型病原体、细菌或真菌,至少在治疗的大方向上没有太大的偏差,这也是需要注意的一个问题。针对CAP,特别要强调鉴别诊断的重要性。过去我们认为CAP常见的病原体是肺炎链球菌、卡他莫拉菌、非典型病原体以及支原体等,往往会忽略病毒。在不同的研究中发现病毒是CAP常见的病原体。当然不同的地方、不同的医院、不同的病例数,所报道的病毒是CAP常见病原体的比例有所不同。但是病毒在CAP的病原体诊断中,千万不要忽视。包括现在瞿介明教授牵头的一项全国重症社区获得性肺炎的临床研究中,我们从这些数据也可以看到,在重症 CAP 中病毒并不少见,所以这也是我们在当前需要关注的一个问题。

文献显示,流行病学史、上呼吸道症状、喘息、白细胞计数不升高或降低、CRP 不高、PCT<0.1 μg/L、影像学表现为单侧或双侧间质性浸润,对抗菌药物治疗反应慢或无反应,可以用于病毒性肺炎的初步判断。要提醒大家注意的是,病毒性肺炎的影像学表现往往是双侧,但并不是没有单侧的情况,包括 H7N9 流感、甲型 H1N1 流感、现在的新冠肺炎,我们都碰到过刚开始是单侧,后来疾病进展到双侧的情况。

我们确实从临床病例中感觉到新冠肺炎和其他肺炎的鉴别非常关键,我们不能漏掉患者,但也不能过度诊断。有的患者是典型的细菌性肺炎,那就没有必要再进行筛查。在鉴别过程中,应仔细询问流行病学史,再根据临床症状、实验室和影像学检查进行综合判断,尤其是新冠肺炎的影像学与其他的病毒性肺炎或病原体肺炎相比有其独特之处。病原体的快速检测尤为关键,CT 检查不能替代病原体核酸检测,各有各的功能,一定要综合判断。发病期间病情变化、影像学变化以及对药物的治疗反应也可以协助修正最初诊断。因为毕竟是新发传染病,不是说谁都能达到 100% 的诊断准确率,所以在这过程中,我们对治疗的反应、临床的变化、影像学的变化的观察也是非常重要的。

 瞿介明(2月28日)

在新冠肺炎和非新冠肺炎的鉴别诊断中,因为现在处于冬春季,所以我们需要区分几个基本问题。

第一,一般诊断肺炎一定是要有影像学改变,但是这次 WHO 把新冠肺炎定义为"COVID‐19",它包括了一些轻型感染,就像流感一样,没有形成肺炎。流感病毒和新冠病毒都是病毒,但是我们看到很多的流感患者不一定发展成为肺炎,就是一个轻型感染的上呼吸道或者全身的症状。所以第六版诊疗方案中按照新冠病毒感染轻症和新冠肺炎提出相关疾病的鉴别诊断。

第二,在轻型新冠病毒感染中,需与其他病毒引起的上呼吸道感染相鉴别。所以不是一概而论地想到新冠病毒的轻型感染,忘记其他的病毒感染,或者只想到一般的病毒所导致的上呼吸道感染,而把新冠病毒感染轻型这类患者忽视了。

第三,一旦发展成为新冠肺炎后,我们需要同步考虑流感病毒、腺病毒、呼吸道合胞病毒等其他已知病毒性肺炎及肺炎支原体感染的鉴别。在以往没有出现新冠病毒的情形下,每年冬春季节转换的时候,这些病毒导致呼吸道感染肺炎是很常见的,也是导致死亡的重要原因。所以,在现有的情况下,尤其是在武汉、湖北以外以患者输入而发生新冠肺炎的地区,像流感病毒、腺病毒这样一些病毒性肺炎与新冠病毒所导致的肺炎的鉴别显得尤为重要。例如,在上海做出一级响应之后,我们的发热门急诊,每天不同的医院都可能会看诊几十例、上百例的发热患者。而在上海每家医院真正筛查出来的新冠肺炎,可能也就是几例。那么,其中相当多的发热患者,事实上就是一个普通的上呼吸道感染、流感或者腺病毒肺炎等。在这种情况下,我们在鉴别诊断的时候不能顾此失彼。尤其是在湖北和武汉之外的地方,一定要有关注鉴别诊断的逻辑思维。

第四,要特别强调的是:对疑似病例要尽可能采取包括快速抗原检测和多重 PCR 核酸检测等方法,对常见呼吸道病原体进行检测。在鉴别诊断的时候,不能只检测新冠病毒。

第五,明确诊断,及时隔离患者,避免传染,避免医疗资源耗损。

 陈荣昌(2 月 29 日)

新冠肺炎第六版诊治方案在鉴别诊断方面特别提出,要与其他病毒引起的上呼吸道感染相鉴别,比如与流感病毒、腺病毒、呼吸道合胞病毒等其他已知病毒性肺炎及肺炎支原体感染相鉴别。因为现在出现新冠肺炎以后,诊断其他的病毒性肺炎似乎比较少。所以我在这里提出如何与"非 COVID - 19 冠状病毒"的肺炎鉴别,在诊治方案中要特别重视这个问题。

14. 新冠肺炎如何同其他病毒性肺炎相鉴别?

 周　　敏(2 月 10 日)

病毒是重大呼吸道传染病最常见的病原体,也是重症肺炎常见的病因。100多年来,重症流感的威胁从未离我们远去。流感是一种呼吸道传染病,每年都会在冬春季暴发,有时候中国南方地区在夏季的七八月份可能会出现小流行。流感会突然暴发、迅速扩散、易传染、具有不同程度的流行性,每年流行且有季节性,发病率高,人群普遍易感,流行病学史也非常重要。在任何时期,出现发热伴咳嗽和或咽痛等急性呼吸道症状,并且可以追踪到与流感相关的流行病学史者(如患者发病前 7 天内曾到过有流感暴发的单位或社区、与流感可疑病例共同生活或有密切接触、从流感流行的国家或地区旅行归来等)需要考虑流感。

流感流行季节,下述情况应考虑罹患流感的可能:①发热伴咳嗽和(或)咽痛等急性呼吸系统症状;②发热伴原有慢性肺部疾病急性加重;③成年患者住院前无发热和急性呼吸系统症状,住院期间出现发热性呼吸系统疾病;④婴幼儿和儿童发热,未伴有其他症状和体征;⑤儿童患者住院前无发热和急性呼吸系统症状,住院期间出现发热伴或不伴有呼吸系统疾病;⑥老年人(≥65岁)新发生呼吸系统症状,或原有呼吸系统症状加重,伴或不伴发热;⑦重症患者出现发热或低体温。

发生流感肺炎的患者一般肺内会出现片状高密度阴影。我感觉流感病毒性肺炎的影像学密度似乎比这次新冠肺炎的影像学密度更高,当然可能是不同的时期密度不同,但是流感病毒性肺炎引起的磨玻璃样改变、肺泡炎表现相对较少,而新冠肺炎磨玻璃样改变、肺泡炎症改变是非常常见的,晕征在其他病毒性肺炎相对较少。流感重症患者病变进展迅速,呈双肺多发磨玻璃样阴影及肺实变影像,可合并少量胸腔积液。发生 ARDS 时,病变分布广泛,也就是白肺的状态。

图 3-21 是我们临床上一个甲型 H1N1 流感患者的 CT 表现。我们可以看到间质分布的渗出、实变,靠近胸膜和中央的病变都有,密度比新冠肺炎的密度更高,多叶段累及,也有淡淡的渗出。现在有些新冠肺炎的患者也可能会有这种表现,但是靠近内侧段的不多,往往靠近外侧胸膜下的比较多。

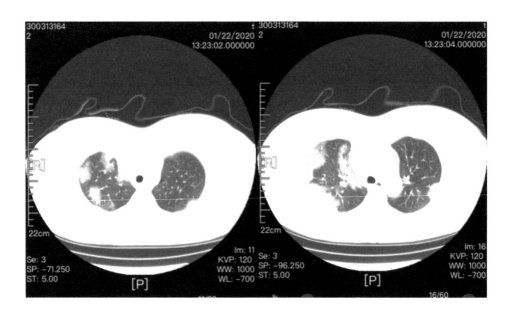

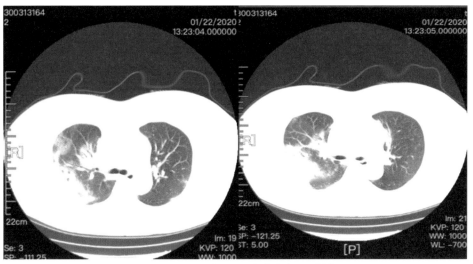

▲ 图 3-21　甲型 H1N1 流感患者 CT 影像图

图 3-22 是一位 H7N9 感染的患者在发病第 7、14、15 及 20 天的胸片表现,第 7 天可看到胸片的透亮度降低,表现为白肺;经过治疗后肺透亮度有所改善,在起病 20 天后复查胸片炎症有所改善。

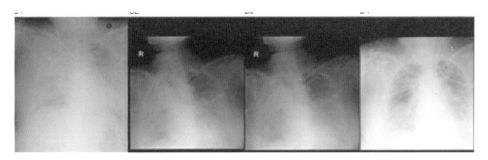

▲ 图 3-22　H7N9 流感患者胸部 X 平片

H7N9 流感病毒性肺炎的临床特征:多数具有季节性,可有流行病学接触史或群聚性发病,急性上呼吸道症状,起病急,高热持续不退,有肌肉酸痛,抗菌药物治疗无效,咳嗽伴进行性加重的呼吸困难或呼吸窘迫,常伴有肌酶升高,血白细胞不高或降低,淋巴或单核增高,诊断为Ⅰ型呼吸衰竭。

H7N9 流感病毒性肺炎的影像学表现:病灶快速进展,以间质性肺炎为表现,多双肺累及,个别单侧。

H7N9 流感患者病情进展快速,病程非常短。而且有的患者刚开始是单侧

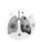

间质性浸润,后来可以进展为双侧。如图3-23所示,起病在右肺,左肺还是比较干净的。在第7天就变成了白肺,进展非常快。我感觉H7N9流感的病程进展到ARDS这种状态似乎比新冠肺炎要快一点,我觉得还有很多的发病机制值得去研究。

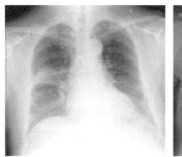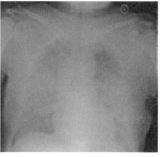

▲ 图3-23　H7N9流感患者胸部X线片

出处：Wang X F, Shi G C, Wan H Y, et al. Clinical features of three avian influenza H7N9 virus-infected patients in Shanghai [J]. Clin Respirat J, 2014,8(4)：410-416.

H7N9流感患者的CT表现如图3-24所示。

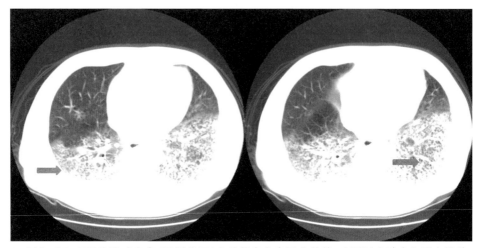

▲ 图3-24　H7N9流感患者CT影像图(小片状实变有融合趋势,也可以小叶中心型小结节,网格状间质浸润的阴影)

第四章

新冠病毒感染的治疗

1. 关于治疗场所

 蒋荣猛（2月1日）

关于隔离的问题，疑似及确诊病例应在具备有效隔离条件和防护条件的定点医院进行隔离治疗。因为新冠肺炎是传染病，所以疑似病例的隔离条件应该是最高的，应单人单间进行隔离治疗，不能混住。只有确诊病例可收治在同一病室，危重症病例应尽早收入 ICU 治疗。在现阶段，无症状感染者亦应隔离观察。如当地发生强度较大流行，医疗资源紧张时，轻症病例和无症状感染者可采取居家治疗和观察，但须由所在地疾病预防控制机构、社区卫生服务中心进行登记管理，做好居家隔离的指导、观察和治疗。再者，对重症患者的转诊、转运要保证安全，要评估好，不要在路途中出问题。

2. 新冠病毒感染的一般治疗

 蒋荣猛（2月1日）

从感染科的角度来讲，新冠肺炎属于病毒感染。在感染性疾病中，更重要的是如何给予支持治疗。卧床休息，加强支持治疗，保证充分热量；注意水、电解质平衡，维持内环境稳定；密切监测生命体征、指氧饱和度等，都是我们帮患者度过难关的重要支持。每个患者都要监测指氧饱和度，以便于我们及时干预。换句话说，既然在患者的床头放置监护仪，就一定要关注。

根据病情监测血常规、尿常规、C-反应蛋白、生化指标（肝酶、心肌酶、肾功能等)、凝血功能,必要时行动脉血气分析,复查胸部影像学。有时候我在讲新冠肺炎的治疗时,我更愿意给大家强调这个疾病的管理,WHO经常讲一个疾病,不能只讲治疗,治疗只是其中一方面内容,它更多强调的是如何管理好患者。

 宋元林(2月9日)

我认为一般治疗还是非常关键的。对部分轻症患者或者疑似患者而言,如果做CT检查没有发现新冠肺炎的临床表现,咽拭子检测为阳性,那可能只是很轻的感染,只要休息、对症治疗就足够。但与此同时,我们要密切随访,观察患者的呼吸,监测血氧饱和度,定期做影像学检查,观察体温变化,注意那些从轻症转为重型或危重型的患者,尤其是老年,肥胖,合并糖尿病、高血压、冠心病、慢阻肺等的患者。对这些患者,要进行必要的实验室检查,如血常规、CRP、PCT、心肌酶谱、肝功能、肾功能、血气分析、胸部影像学检查等。这些内容在指南中也被提及,就是说我们要定期随访,特别要关注那些从轻症变为重症,从重症变为危重症的患者。对于部分轻症患者而言,是不需要特殊治疗的,支持治疗就可以。

3. 如何实施氧气治疗?

 蒋荣猛(2月1日)

根据动脉血氧饱和度或指脉氧的变化,及时给予有效氧疗措施,包括鼻导管、面罩给氧,必要时经鼻高流量氧疗(high-flow nasal cannula oxygen therapy, HFNC)、无创机械通气或有创机械通气等。

 赵建平(2月4日)

经鼻高流量氧疗是改善患者缺氧很好的手段,但它改善缺氧的情况没有双水平正压呼吸机好。但为什么有些患者要先用经鼻高流量氧疗呢? 第一,看患者的耐受情况。有些患者不耐受双水平正压呼吸机,所以选择经鼻高流量给氧;第二,有些患者刚开始经鼻高流量给氧时就能够改善缺氧,那我们就选择高流量给氧。如果能够用无创呼吸机,还是选用无创呼吸机为好。

 胡 明(2月5日)

重症新冠肺炎呼吸支持方式,早期基本是经鼻高流量氧疗、无创机械通气和有创机械通气 3 种类型,后期是体外膜肺氧合(extracorporeal membrane oxygenation,ECMO)。

轻度 ARDS(氧合指数 200～300 mmHg)或者轻症患者可以使用 HFNC。但进入 ICU 的危重症患者很少使用 HFNC。只有在因医疗资源限制而不能立即给予气管插管的情况下,才会短时间使用 HFNC。

HFNC 初始设置:FiO_2 为 100%,流速从 30 L/min 慢慢升到 50 L/min。使用 HFNC 需要评估 ROX 指数$[SpO_2/(FiO_2 * RR)]$:

(1) 每 2 小时观测一次,若 ROX 指数＞3.85,代表气管插管的风险较低,HFNC 成功概率较大,继续 HFNC 治疗。

(2) 若 2 小时的 ROX 指数＜2.85,直接考虑气管插管。

(3) 若 2 小时的 ROX 指数在 2.85～3.85,可继续 HFNC,观察至 6 小时再次计算 ROX 指数。如果 6 小时的 ROX 指数＞3.85,还是继续行 HFNC 治疗;如果＜3.85,可以直接行气管插管。观察到 12 小时,如果指数＞4.88,提示 HFNC 成功的概率很大;如果指数＜4.88,可以直接行气管插管。

ROX 指数用于指导 HFNC 转气管插管的时机,我倾向于只观察 2 小时比较稳妥。观察时间越长,HFNC 效果可能越差,有可能进一步导致插管延迟。另外,需要医务人员床旁观测一段时间,以计算 ROX 指数。ROX 指数这项研究所涉及的 200 例病例中,入组的病毒性肺炎只有 26 例。是否能完全根据 ROX 指数来决定新冠肺炎危重症患者气管插管时机,需要进一步观察和验证,其最佳阈值仍需探讨。总的来说,HFNC 对重度 ARDS 的效果是极其有限的,不能因为暂时氧合指数改善而延误气管插管时机。

 宋元林(2 月 9 日)

氧疗方案有鼻导管给氧、面罩给氧、高流量氧疗,我想很重要的一点就是避免患者在整个疾病发展的过程中出现较长时间的缺氧,所以如果鼻导管吸氧效果不好,就改为面罩给氧,面罩效果不好就改为高流量氧疗,如果都不能有效提高氧分压,就要尽早进行气管插管机械通气。

4. 抗病毒治疗在新冠病毒感染救治中的作用和地位是什么?

 曹　彬(3 月 1 日)

我作为国家专家组第一批成员,在 2019 年 12 月 31 日下午 2:00 就到达武汉,先在武汉市卫健委短时间停留了一下,然后专家组分成两批,一批是临床专家组,另一批是以中国疾病预防控制中心流行病学专家为主,去华南海鲜市场进行流行病学调查。我们临床专家组的工作地点就在武汉金银潭医院。在 ICU 查房,我们讨论了每个患者,和武汉专家组进行沟通之后,大家有一个非常强烈的印象,这个印象是什么呢?

我们看到所有的患者都有共同的临床特点,包括症状:发热、呼吸困难、干咳、无痰,重症患者出现 ARDS,有些出现了脓毒症的表现,有轻有重,轻的可能是低氧血症,重的是严重的呼吸衰竭,还有影像学改变。这些患者的临床表现都惊人地相似:双肺多发磨玻璃样浸润影,部分实变。另外,这些患者有一些共同的实验室检查特点:白细胞计数正常或偏低,特别是淋巴细胞计数减少。在来到武汉的第一天,我们和武汉的专家组已经对这些患者临床特点做了一个非常详尽的描述。

这些特征就出现在《武汉不明原因的病毒性肺炎的诊疗方案(试行版)》里,实际上我们这版方案出来得很快。元旦那天我们开始写,1 月 3 日凌晨正式完稿,这就是我国第一版诊疗方案的由来。我们当时为什么说这些患者是不明原因的病毒性肺炎?是因为它的表现。对于一个成年人来说,病毒性肺炎的鉴别诊断,我们首先要看肺炎的诊断是否成立;其次要看病情的严重程度如何? 最后,根据成人社区获得性肺炎诊疗六步法中的第三步,来推测可能的病原体。不仅是我一个人的印象,国内很多感染病专家、武汉市多家医院的呼吸科主任都不约而同地把这组患者聚焦到"病毒性肺炎",它不像细菌性肺炎,没有一个患者的 PCT 超过 0.1 ng/ml。常见的肺炎支原体肺炎、衣原体肺炎、军团菌肺炎也都不是这样的表现。所以,虽然当时没有确凿的病原学证据,但是大家都很肯定地认为是病毒性肺炎。当时我们到达武汉之前,已经有几例患者外送进行了病原菌高通量测序,有的报告直接报了"SARS",有的报告说是类似冠状病毒,专家组到武汉的时候也接受了这样的信息,综合这组患者的临床表现和有限的病原学信息,专家组对这些患者的认识和了解就锁定在"病毒性肺炎",而且猜测很有可能是一种冠状病毒引起的肺炎。这就是当时我们和武汉专家组共同的印象。

对于一种感染性疾病来说,氧疗、呼吸支持,包括营养支持治疗,包括水、电解质的平衡,包括预防的抗菌药物,以及有些医生推荐的激素,这都是辅助性的。最根本的是什么? 最根本的就是针对病因治疗。对于新冠肺炎,无论轻和重,抗病毒治疗都是重中之重。如果不对它的病因进行治疗和干预,那么其他的治疗都是被动的,所以大家都想尽一切办法去抑制病毒。事实上,我们现在观察到的情况是这样的：冠状病毒在体内的存在和排毒时间非常长，最近武汉也做了十几例的遗体解剖，最令人震撼的就是患者的肺泡腔、肺间隔里有大量病毒颗粒和病毒包涵体。想象一下，重症患者躺在床上，肺上布满了病毒，在电镜下可以看到大量非常典型的花冠状的病毒颗粒，不把病毒清除掉，其他的治疗能管用吗？另外，激素的作用也是次要的。患者的炎症表现是因为病毒所激发的过度炎症表现，如果清除病毒，只用免疫抑制剂，能行吗？

呼吸支持是非常好的手段，能够为患者赢得宝贵的康复时间。但不是每个患者都这么幸运，有的患者肺损伤已经到了很严重的程度，即使使用了 ECMO 也不能逆转。这都是在提示我们：病因治疗、祛除病因、减少病毒复制、减少病毒的清除时间才是治疗中最重要的部分！

5. 目前如何评价 α-干扰素？

 蒋荣猛（2 月 1 日）

目前尚无有效的抗病毒药物，可试用 α-干扰素雾化吸入（成人每次 500 万 IU，加入灭菌注射用水 2 ml，每日 2 次），疗程至少 5 天。要注意干扰素的雾化一定要使用空气压缩泵，因为它可以把干扰素颗粒打得比较小，从而使其到达肺泡，甚至可以达到 PM2.5 或 PM5 的水平。

 胡　明（2 月 5 日）

按照最新版的诊疗方案，我们普遍给予 α-干扰素 2b（500 万 IU，每日 2 次）雾化。在 SARS 和 MERS 中，α-干扰素 2b 这种广谱抗病毒药物可以通过发挥干扰素的作用，降低 IL-10 的释放，从而减轻患者的炎性损伤。但对于外源性 α-干扰素的补充是否能够在内源性炎性因子释放中发挥作用，还存在争议。目前还没有观测到干扰素雾化立竿见影的效果。在轻症患者中可能有一定疗效，或许可以减少轻症向重症的转变。

6. 目前如何评价洛匹那韦/利托那韦（克力芝）？

 蒋荣猛（2 月 1 日）

大家在使用克立芝的时候一定要注意，因为克力芝是蛋白酶抑制剂，所以有很多药物与它有相互作用，尤其是和一些老年人的某些降脂药、降压药可能有相互作用，使用前一定要检查。克力芝还可能引起胃肠道反应，发生恶心呕吐，有的甚至有肝损害，有的还有 QT 间期延长，所以用药时要注意。

 宋元林（2 月 9 日）

克力芝就是洛匹那韦/利托那韦（200 mg/50 mg），原先主要用于 HIV 的联合治疗，属 HIV 蛋白酶抑制剂 + 活性肽抑制剂，后者增加前者的药物浓度。曾用于 SARS、MERS 治疗，我看过国外报道的一些相关文章，但不是很严谨的随机对照试验（RCT）设计，发表以后，很多人质疑当时临床患者的选择存在一些偏移。有些报道说没有效果，有些报道像国外文献的 41 例少数病例的治疗能看到一些临床改善，但目前还是缺乏严格的对照研究结果。体外研究显示，克力芝具有一定活性，但这些都不是直接的循证医学依据。

因为克力芝是蛋白酶抑制剂，曾经用它去治疗 HIV，抑制病毒核酸的形成，因此也成为这次治疗新冠肺炎中的一种药物。有人就想克力芝是否可以用于新冠病毒的治疗，上海市公共卫生临床中心现在也收治了 300 多例，其中有部分患者也在使用克力芝。大家也是在探索，到底使用后对病毒清除的时间会不会缩短，病程会不会缩短，都在做相关的观察。因为没有最后的临床结论，我现在还不好说克力芝或者阿比朵尔是否能够明显改善新冠肺炎的病程来降低病死率，现在我们还缺乏非常详实的临床数据，但确实是临床上现在有条件的医院都在用。

使用克力芝主要需避免不良反应，包括肝功能损害，患者使用后腹泻、恶心，消化道症状比较明显。上海市公共卫生临床中心在治疗新冠肺炎重症患者时，因为考虑到患者本身存在多器官功能损害，一旦到了重症、危重症需要进行气管插管抢救时，克力芝本身存在的不良反应可能会显现，所以当时这部分重症患者就不再继续使用克力芝。使用克力芝也要避免与临床一些其他药物的相互作用，特别避免与辛伐他丁、红霉素等联合使用。因为有些老年患者合并慢阻肺、高血压、高血脂等其他疾病，有可能要用到辛伐他汀、红霉素，联合使用的时候一定要注意药物之间的相互作用，以免加重肝功能损害。克力芝和红霉素联合使用时，会出现心律失常、QT 间期延长的一些表现。

现在一些医院还在使用克力芝，大家都在做临床观察。在没有完整详实的 RCT 的正式结果报道之前，我想我们还不能充分确定克力芝的临床治疗效果，但是可以作为尝试去使用，用的时候要当心潜在的不良反应，避免跟其他药物相互作用产生不良反应。

玉　辰（3月8日）

　　洛匹那韦/利托那韦用于 COVID-19 治疗的研究结果已公布。该研究是新冠病毒疫情暴发以来,世界顶级医学杂志首次发表治疗 COVID-19 的临床试验结果,也是包括 SARS 在内的近 20 年新发传染病疫情期间发表的屈指可数的药物临床试验。同期配发的 NEJM 社论称赞中国的研究者们在如此困难的疫情暴发之际进行严密的临床试验为英雄之举。经过严格、科学的 RCT 研究,证明该药物有一定疗效,但其疗效并非显著。在安全性评价方面,洛匹那韦/利托那韦组的胃肠道不良事件发生率较高。

　　洛匹那韦/利托那韦是一种治疗 COVID-19 的可选药物,已经进入诊疗方案,临床上可以作为处方用药。根据洛匹那韦/利托那韦的研究结果,2 周的试验观察结束后,仍看到逾 40% 应用洛匹那韦/利托那韦的患者病毒核酸并没有转阴,提示洛匹那韦/利托那韦的抗病毒作用可能有限或疗程不够。另一方面,这个病毒感染的时间可能比较长,或存在长期感染。

　　现在临床上一些观察显示,患者病毒转阴时间基本上均值为 20 天,不像我们所期望的转阴时间那么短,而且我们初步观察到,存在长达 30 多天后核酸才转阴的情况,这些将在今后作细化观察,包括多部位采样的观察——核酸会不会更长期地存在? 这是我们需要进一步认清的疾病规律。洛匹那韦/利托那韦治疗时间需不需要延长? 延长时间可能是必要的,应用洛匹那韦/利托那韦直到核酸转阴。这也是今天我给大家介绍的一个比较重要的观点,洛匹那韦/利托那韦是有效的,有一定的不良反应,但可以耐受,此外,疗程可能需要长一些。

7. 目前如何评价瑞德西韦?

　　宋元林（2月9日）

　　大家可能是从《新英格兰医学杂志》发表了第一例在美国的新冠肺炎得知瑞德西韦这个药物的。在我印象中,那个患者在住院后的第 7 天,由于有些症状加重,医生就给患者静脉使用了瑞德西韦,到第 8 天,患者的体温有所下降。这篇文章也提到瑞德西韦使用的情况,因为仅仅是这一例的报道,所以文章最后讨论的时候,作者也非常保守,认为还需要进行比较严格的设计对照的多中心研究。国内曹彬教授团队已经开始在做随机对照的临床研究。

瑞德西韦是吉利德公司研发的用于治疗 SARS、MERS 的药物,因为它是核苷类物质,有抗病毒活性。体外和动物模型试验结果显示其对 MERS、SARS 有一定作用。再加上《新英格兰医学杂志》对那例患者的报道,我们觉得瑞德西韦也许会为新冠肺炎的药物治疗带来一线曙光。

 玉　辰(3月8日)

大家还对瑞德西韦抱有很大希望,我们也确实对其寄予了一定的希望,它到底是有效还是无效、对病毒能够抑制到什么程度,我们都不敢预言,一定要等经严格设计的随机双盲试验的结果。这项研究是全世界最受关注的临床试验之一,世界卫生组织重视,国际瞩目。无论最终显示瑞德西韦或有效或无效,都会对临床治疗有直接指导意义。

8. 目前如何评价阿比朵尔?

 宋元林(2月9日)

阿比朵尔在第五版"诊疗方案"中没有提及,在前面四版"诊疗方案"中都提到过。阿比朵尔(0. 2 mg,Tid×5 天)是针对甲型流感、乙型流感进行治疗的药物,它主要是抑制流感病毒与宿主细胞的融合来阻断病毒的复制,实际上它是针对病毒的药物,具有一定的干扰素诱导作用。由于现在也是流感的好发季节,不排除新冠病毒感染合并流感感染,这也许是部分患者使用阿比多尔的一个适应证。我知道现在有些医院还在做观察,我认为要根据每个医院的情况来看,有些医院可能没有前面我们提到的这些药物。有些疑似病例,除了检测新冠病毒核酸阴性以外,没有做其他的检测,是否同时合并甲型流感、乙型流感也不清楚,那么在这种情况下,有些医院是否也就使用阿比朵尔了。大家要了解这个药物的主要不良反应:恶心,腹泻,头晕,血清转氨酶升高。

对于体外实验而言,部分实验室显示阿比朵尔针对新冠病毒有效,但是目前没有严格的随机对照研究结果。部分武汉的医院所做的一些初步数据统计结果显示可能有一些效果,但这些效果到底是直接针对新冠病毒,还是针对这些患者里面有部分是合并甲型流感、乙型流感? 上海市公共卫生临床中心就收治了一例气管插管的患者,先检测出乙型流感病毒阳性,后检测出新冠病毒阳性,所以不排除有些患者合并甲型流感、乙型流感病毒的存在。所以在没有做甲型流感、乙型流感病毒检测，又是疑似病例，也没有其他药物可使用时，如果有些医院还在使用阿比朵尔，那么就需要注意阿比朵尔的用法、用量以及潜在的不良反应。

 9. 目前如何评价利巴韦林？

宋元林（2 月 9 日）

利巴韦林是第一次在新冠肺炎防治第五版指南中出现，也称为病毒唑，它是强效的抗病毒药物。FDA 允许利巴韦林用于呼吸道合胞病毒感染（RSV）、丙型肝炎、出血热等，不适合用于流感治疗。但国内使用比较普遍，用于流感、RSV、疱疹病毒感染等的治疗。利巴韦林是核苷类抗病毒药物，干扰病毒复制时需要的 RNA 的代谢。临床应用中需要注意它的主要不良反应——溶血性贫血，当然还有其他不良反应。有的患者可能口服一星期后开始出现血色素下降，所以这是一个主要不良反应。因为利巴韦林有明确致畸的作用，孕妇和 6 个月内准备怀孕者禁用。

因为针对新冠病毒也没有明确的证据，指南里提到利巴韦林，因为它本身是一个抗病毒药物。如果没有其他药物的选择，在保证安全的情况下，大家可以根据患者的具体情况，在保证安全的条件下对一些轻、中度的患者使用，因为这些循证医学证据也不是很充分。

 10. 在本次疫情中，抗病毒药物临床研究的总体情况是怎样的？

曹　彬（3 月 1 日）

这次我们课题组牵头 3 项临床研究：一项是对洛匹那韦/利托那韦两种药物进行临床试验，另外两项是对瑞德西韦进行临床试验。其中，洛匹那韦/利托那韦和瑞德西韦-2 两项研究中纳入的患者都是符合重症和危重症标准的。首先我们看一下洛匹那韦/利托那韦和瑞德西韦-2 这两项研究设计的最大区别是什么？

洛匹那韦/利托那韦这项研究是一项前瞻、随机、对照的临床试验。瑞德西韦-2 研究的入选人群和洛匹那韦/利托那韦研究的入选人群一样，都是重症和危重症肺炎患者，但两者有一点不同，洛匹那韦/利托那韦研究中，我们没有限定患者从发病到入组的时间，美国 NIH 最近注册的瑞德西韦的研究设计与我们早期对洛匹那韦/利托那韦的研究设计很像。但是瑞德西韦-2 的研究设计较严格，这也是我们从流感病毒研究中得到的收获——很多呼吸科医生、感染科医生或者 ICU 医生，大家应该都有"抗病毒治疗应该尽早"的体会，对于轻症流感，我们要求在发病 48 小时内使用抗流感病毒的药物，重症流感我们可以延长到发病的第 5 天。

就像我刚才讲的，现在武汉医院的一些患者都已经住院 20 多天了，这时候再入组，如果这位患者最终治愈了，能说是因为抗病毒药物起效的吗？所以，我们在进行瑞德西韦-2 的研究设计时，就把抗病毒时间限定在了 12 天，这时我们也非常纠结，到底是限定在 10 天好，还是 12 天或者 14 天好呢？

另外，第 3 项研究就是对瑞德西韦-1 的研究。瑞德西韦-1 是研究轻症和中度的新冠肺炎患者。现在我们可以非常高兴地告诉大家，我们对洛匹那韦/利托那韦的临床研究已经正式结题了。我们完成了 199 例洛匹那韦/利托那韦的前瞻、随机、对照的临床试验。前几天，课题组把洛匹那韦/利托那韦的临床研究结果向国家相关部门进行了全面的汇报。国家卫健委科教司组织了一次专家论证会，与会专家对我们这项研究做出了很高的评价，我们希望这样的研究成果能够尽快被国际社会包括 WHO 所知晓。我们也希望这项研究成果能够成为我国下一版诊疗指南有力的循证医学证据。

为什么我们团队能够进行这样的临床试验设计、临床研究注册、临床研究的伦理批准呢？这和我们十几年的积累是息息相关的，如果没有这十几年的积累，我们不可能在大的疫情面前拿出较成熟的研究方案。在过去的十几年里，我们整个团队专注于社区获得性肺炎的研究，尤其注重成人社区获得性病毒性肺炎的研究。在 2019 年，我们团队有多项研究成果发表，其中一个就是对中国 13 个省的成人社区获得性肺炎，特别是病毒性肺炎的病毒谱，以及流感病毒肺炎和非流感病毒肺炎的发病情况、疾病严重程度和预后做了分析。

11. 第一项抗病毒药物临床研究的候选药物——洛匹那韦/利托那韦是怎样被锁定的？

 曹　彬（3 月 1 日）

通过检索文献，我们发现，在 SARS 期间，特别在 SARS 的后半程（2003 年 4

月)以后,香港大学袁国勇院士团队曾经做过 SARS 冠状病毒抗病毒药物的体外研究,结果发现两种药治疗 SARS 有效:一种是洛匹那韦/利托那韦,另外一种是干扰素。

2003 年,香港临床医生把这两种药联合用于治疗 SARS 冠状病毒,但当时没有条件做 RCT 研究,因为已经是 SARS 后期,他们仅仅治疗了 41 例 SARS,和之前未使用洛匹那韦/利托那韦的患者比较时发现,应用了洛匹那韦/利托那韦的患者的死亡和发生呼吸衰竭的比例大大降低。这给了我们一个很强的信心。而且几年前,韩国输入性的中东呼吸综合征(MERS)造成医院感染暴发的时候,他们使用的方案也是沿用了洛匹那韦/利托那韦方案。洛匹那韦/利托那韦是一个蛋白酶抑制剂,最早用于 HIV 感染的治疗。事实上,我们在 2019 年 12 月 31 日就锁定了这个药物。但是,有两个问题当时我们还没有把握:第一,病原到底是不是冠状病毒? 因为还没有检测明确,所以我们当时还不知道,只能猜测。第二,即使是冠状病毒感染,洛匹那韦/利托那韦这种组合也没有治疗新冠病毒的适应证。对于这种情况,我们也向国家卫健委医政医管局进行了汇报,并收到回复:洛匹那韦/利托那韦不能够直接用于临床,但可以进行一个临床研究设计,这是合情合理的。我们也把这个想法和金银潭医院张定宇院长进行了充分的沟通,我们把所掌握的文献、证据和他仔细讨论了以后,张定宇院长非常支持。而且非常幸运的是,金银潭医院还有一个 GCP 研究团队,所以他们在做临床研究是有一定基础的,从此我们就开始了密切合作。

早期,我们没有立即开始随机入组。因为在病原学未明的时候,医生没有使用洛匹那韦/利托那韦的经验。当时,医生在治疗这种病毒性肺炎时也在使用抗病毒药,具体用的什么药,应该有人能猜到:一个是更昔洛韦,另一个是奥司他韦,治疗方案是这两个药联合使用。现在大家可能会对当时的治疗方案不屑一顾,但在当时病原学不明又考虑到病毒性肺炎的情况下,这是当时很多武汉医生不得已的选择。

虽然我现在告诉大家奥司他韦联合更昔洛韦对于新冠肺炎治疗没有效用,但当我们突然提出来要使用洛匹那韦/利托那韦——用治疗 HIV 的一个二线药物来治疗这些患者时,很多医生想不明白,也有很多的抵触心理。在我们在启动 RCT 研究之前,我们大概观察了 20 多例,这时候,有的医生反映这个药有效!但这只是个案,也就是仅仅只有一二十例。后面大家也知道了洛匹那韦/利托那韦的故事了,曾经一度被宣传成"神药",但这是我们 RCT 启动以后的事情。在早期,即使是我们一开始观察了 20 多例、部分医生说有效的时候,我们都没敢讲

"这个药可能是有效的"。我们仍非常严格、耐心地启动了 RCT 的研究,我们首例患者入组是 1 月 18 日,从 1 月 9 日通过伦理委员会审查,到 1 月 18 日这一个星期左右,我们陆续地观察了 20 多例患者,但是没有启动随机研究。我们正式启动随机研究是在 2020 年 1 月 18 日,这就是洛匹那韦/利托那韦临床研究的一个起点。截至 2020 年的 3 月 1 日,洛匹那韦/利托那韦的临床研究一共纳入了 199 个患者,随访日期是随机后的 28 天,目前最后一例患者的最后一天随访已经结束了,我们也已经向国家正式汇报了研究结果。

12. 洛匹那韦/利托那韦临床研究设计有什么特殊性?

 曹　彬(3 月 1 日)

我们需要回答以下几个问题:有没有效?不良反应如何?有多大不良反应?有没有致死性的不良反应?这是我们需要仔细研究考虑的。实际上我们一开始的研究方案就是沿用了香港的研究——洛匹那韦/利托那韦 + 干扰素,但当我们一起讨论时,李兴旺主任提到干扰素皮下或肌注的不良反应特别多,其中包括发热,因为这些患者本来就有发热的症状,如果再使用干扰素的话,可能会影响我们对患者症状的观察。我们最开始在讨论的时候,是想用洛匹那韦/利托那韦 + 吸入干扰素这样的联合治疗和标准治疗组进行比较,但是在安排前 20 多例患者随机入组时发现了几个问题:如果让患者吸入干扰素的话,首先,这些患者都住在隔离病区,隔离病区护士的工作量会大大增加;其次,产生气溶胶的风险会增加;再者,观察患者在吸入干扰素后气道反应比较大,出现了气道刺激的不良反应。所以我们在启动 RCT 研究时,就修改了研究方案:分为两组,一组是标准治疗组,按照国家诊疗指南,另外一组在此基础上加了洛匹那韦/利托那韦,因为当时的情况紧急,我们无法进行非常仔细的临床研究准备,条件也不具备,我们没有做安慰剂对照。

我很高兴地告诉大家,因为我们做到了严格的随机,两组的均衡性非常好,这两组患者的中位年龄都是 58 岁。另外,性别比、基础疾病、入组时的实验室检查,还有患者的病情严重程度,以及这些患者入组之后所使用的干预药物(包括激素),也都匹配。在这样的一个背景下,这两组唯一的区别就是其中一组多了"洛匹那韦/利托那韦",我们就可以更有自信地进行比较,洛匹那韦/利托那韦到底对重症的新冠状病毒肺炎有没有作用?用洛匹那韦/利托那韦治疗之后,不良反应有多少?

 王一民(3月1日)

　　这项研究和上海市公共卫生临床中心卢洪洲教授完成的回顾性洛匹那韦/利托那韦研究在研究方案设计、研究方案的结局、研究方案观察的患者数量方面都不太一样,所以可能会有研究结果的差异,因此大家一定要客观看待临床研究的一个结论。

💬 13. 为什么会选择瑞德西韦进行新冠肺炎药物临床研究?

 曹　彬(3月1日)

　　瑞德西韦这个药物进入我们的视野是在洛匹那韦/利托那韦之后,也就是在2020年1月初,我在1月9日离开武汉之前,就把我们团队第2个目标锁定到瑞德西韦,因为非常巧合的是,当时刚刚有一篇文章在线发表在 *Nature Communication* 上,这是美国北卡教堂山医学院的一组医生做的动物实验,用MERS冠状病毒去感染小鼠,在动物实验中,他们观察了两个药,一个是洛匹那韦/利托那韦 + 干扰素,沿用的 SARS 和 MERS 的治疗方案;另一个药物,也就是现在官方所说的瑞德西韦,所以说大家可以看到我们课题组跟踪文献还是非常及时的。

　　在这个研究中,我们非常惊讶地看到,MERS 冠状病毒的动物模型中,洛匹那韦/利托那韦 + 干扰素能够保护小鼠,减少肺损伤,降低小鼠的病死率,但研究者观察了病毒的下降幅度,发现并没有统计学差别。但是,我们又看到瑞德西韦同样能够保护小鼠,同样能降低肺的损伤,同样能降低小鼠的病死率。而且,瑞德西韦降低病毒滴度的能力是很显著的。这给我们一个非常大的震撼,就是说,无论是 SARS 也好,MERS 也好,至少在动物模型上,他们所用的洛匹那韦/利托那韦 + 干扰素方案的效果远远不如瑞德西韦,瑞德西韦难道仅仅就停留在动物实验的层次上吗? 结果,通过发表的文献,我们也很幸运地发现,2019年11月在《新英格兰医学杂志》上发表了一项人体研究,就是关于瑞德西韦的。当然,这项人体研究不是针对冠状病毒肺炎,而是研究的发生在西非的埃博拉病毒。

　　这项研究至少给我们一些信心,就是说,瑞德西韦这个药物至少已经在非洲进行过人体试验了,至少我们能看到在非洲人群的药物安全性数据。这就是我们在洛匹那韦/利托那韦之后锁定瑞德西韦的一个故事！总结一下，给我们最重要的线索是来自这两篇文献，一个是 *Nature Communication* 2020 年初在线发表的文章，还有一个就是 2019 年 11 月份发表在《新英格兰医学杂志》，瑞德西韦治疗西非埃博拉病毒的一项人体研究结果。所以说非常幸运，我们既拿到了动物实验有效性的证据，又拿到了在人体试验中瑞德西韦安全性的数据，这就给我们增加了很大的信心，促使我们去联系，在中国开展瑞德西韦的临床研究。

14. 在本次疫情中，如何设计抗病毒药物临床研究的研究终点？

 曹　彬（3 月 1 日）

在重症流感这方面，我们团队现在主持了多项重症流感的研究，包括联合法匹拉韦和奥司他韦治疗重症流感，包括我们对重症甲型流感和重症乙型流感的病情严重程度进行比较。这两项研究的第一作者都是王业明博士，去年这两项研究已经分别发表于 *Journal of Infectious Diseases* 和 *Open Forum Infect Diseases* 上。我为什么想提这两项重症流感的研究呢？是因为在这两项研究中，我们就确定了重症成人病毒性肺炎中应该采用什么样的研究终点。因为对于前瞻、随机、双盲的对照研究来说，两个要素很重要：第一，确定主要研究终点是什么，因为主要研究终点决定了需要入选多大的样本量。第二，研究人群是什么？这里说一下我们的研究终点，洛匹那韦/利托那韦临床研究采用的是一个 7 分的复合终点指标，事实上现在越来越多的临床研究非常重视"复合终点"。临床医生可能会看到，有些患者气管插管长时间无法脱机；或患者虽然脱离了呼吸机，但离不开氧气；再或者，患者虽然脱离氧气，但因为各种各样的原因不能出院，始终在住院；以及，患者虽然出院了，但是出院后并没有恢复正常生活。所以，我们怎么能够量化复杂的临床预后？这就需要复合的终点指标。实际上，不仅仅是急性呼吸道传染病中采用了复合研究终点，我们读文献时，发现对于"脑中风的预后判断"，他们也采取了这种复合终点指标。

给大家举一个很简单的例子，一位患者患脑中风了，最好的结果是先偏瘫、失语后慢慢完全恢复正常的状态，这是最佳的情况；但有些患者最严重的状态是中风后出现了脑疝，很快就去世了。还有的患者中风后严重昏迷，根本就无法和家人交流，像植物人一样。还有患者中风以后就变成偏瘫，生活不能自理；有的中风以后虽然也是偏瘫，但是能够自理，日常生活不受限……也就是说，研究中风的时候,我们很难只看中风后患者会不会出现脑疝死亡,这样对疾病预后的了解是不够全面的。同样的道理,在重症流感病毒肺炎还有这次重症的新冠肺炎中,我们研究时都采用了复合的研究终点指标,对洛匹那韦/利托那韦的研究就是用的这样一个指标,后来我看到很多国内后续的一些研究,都沿用或者参考了我们的这个研究终点的设计。

在重症新冠肺炎的瑞德西韦研究中,我们的复合终点指标中涵盖了28天病死率,但我们为什么不敢直接用28天病死率呢? 因为要想做出一个统计学差别来的话,如果采用28天病死率,对样本量的需求是非常大的。而我们一开始也不知道新冠肺炎的病死率到底是多少,所以我们没法计算样本量。而我们的复合终点指标至少有重症流感的研究基础了,这样的一个基础将有利于帮助我们进行比较合理的样本量计算,这一点非常重要。另外,正如前面谈到的,对于重症新冠肺炎,我们关心它的"硬终点",就是说它能够导致患者致死、致残的终点,当然,"死亡"是我们的"硬终点"之一,但不是全部。

轻症瑞德西韦临床研究的临床结局选择是出于什么考虑? 因为即使是新冠病毒,即使感染者的病死率很高,但对于这样一个新发的呼吸道病毒性疾病来说,大多数轻症患者是自限性的,所以我们在对轻中症患者的设计方面,和重症患者的设计完全不一样。实际上,这是两个完全不同的临床研究。为什么不把"轻症向重症转化"作为研究终点? 因为对于轻症患者来说,虽然我们不排除有极少数的轻症患者最后转成重症,但从这个疾病的规律来说,85%以上的患者都是自限性的疾病。如果要解决如何减少轻症患者转为重症这个科学问题,我认为必须先了解哪些患者能够转变成重症,先确定有重症危险因素的患者,然后把这个人群作为研究对象。研究的入选标准必须符合两条:首先,要是轻症肺炎患者;其次,要同时具备可能转为重症的危险因素。只有把这两条作为入选标准时,研究终点、设计才能够是轻症转为重症的人数,否则因为85%的患者都是自限性的,要想做出那一点点轻症转成重症的差别,基本上是没办法达到的。

15. 我国的瑞德西韦研究方案和美国的方案有差异吗?

 曹 彬(3月1日)

2月21日,美国也启动了一项关于瑞德西韦的临床研究,我觉得和我国的研究在本质上是没有差别的。美国的研究设有中期分析,实际上在我国的瑞德西韦-2的研究中,同样有中期分析的研究设计。中期分析不是由研究者分析的,它是由一个独立的安全委员会或数据管理委员会来分析的。虽然实际上是随机的安慰剂对照双盲,但是它的效果有可能会呈现出"离散度越来越大"的态势,如果药是有效的,那么离散度会越来越明显。

结果有3种可能:①药物不良反应造成了患者意外的死亡,所以死亡率会增加。②活性药物有效,病死率下降。但这种差别只有入选病例积累到一定程度的时候,独立委员会才能在后台看到这样的差距。③除了有效和有害,还有活性药物在标准治疗上无额外作用的可能性。

当达到一个节点时,独立委员会可能会叫停这个试验。如果是活性药,被证实有效,那这个试验就停止了,所有的患者就都被建议使用该活性药物。如果是另外一种情况,不良反应特别大,也必须停止实验,这个药就被"枪毙"掉了,以后再也不允许这个药物在人体中开展临床研究。

我们现在关于瑞德西韦-2的研究病例已经超过230例,达到了中期分析所需的样本量,但是"达到样本量"和"能进行中期分析"是两个完全不同的概念,为什么呢?因为入组不代表就可以进行评价了,还需要28天的随访,当然也不代表就一定是28天,因为我们的终点是"只要达到临床结局",我们就可以进行评价。所以,作为研究者,我们也很期待——这230多个患者都达到临床结局的时候,能不能出现一个节点?这个节点就能够让独立安全委员会做出一个客观的、科学的评价,如果真能达到这样一个结局,我们就不需要入组453例患者了,有可能入组400例或者300例就可以了。

16. 现在的临床研究都没有涉及特别细节的临床问题,应该怎样看待这个现象?

曹 彬(3月1日)

这实际上是指"怎么理解临床研究和临床工作这两者之间的关系"。我的理解是这样的,临床研究实际上也是临床工作,只不过在临床研究工作中,严格地限定了研究用药能用还是不能用,而且也限定了对照组或所有人群都要按照一个标准规范来进行。我觉得对任何一位医生来说,如果参加临床研究,就必须做出"服从标准"的承诺和保证,这就限定了临床医生一些特别个性化的处方和处置,而医生的这些个性化处方常常是缺乏循证医学证据的。我不反对将有循证医学的治疗加入临床实践中，但是如果是没有被证实，同时又要参加临床试验，那就必须服从标准，不允许过度使用一些未经证实的治疗手段或药物。

此外，最近两个月中常有人反复"质问"我：曹大夫，很多医院医生仅仅观察了几例、十几例就能看出效果来了。你这里都 200 多例了，怎么还不知道效果呢？我觉得这个问题很难回答，就像前面给大家解释洛匹那韦/利托那韦时，在做 RCT 之前，我们实际上已经观察了 20 多例，药物的应用对有些患者是有效的，但是如果我们继续观察 20 例，可能又是无效的。因此，要想回答每种疗法有效性的问题时，必须进行前瞻随机对照研究。

17. 如何合理使用糖皮质激素？

 赵建平（2月4日）

目前大家对糖皮质激素（简称激素）的应用争议很大，有两种意见：有的认为用激素有效，有的认为用激素是弊大于利。虽然存在争议，但不可否认的是，激素用于治疗病毒性肺炎，在临床上还是普遍的。激素在治疗病毒性肺炎利弊的循证医学证据出现了截然相反的结论，这是因为：这些研究多为回顾性研究，可比性差，证据等级不足。大家知道回顾性研究的证据等级是不足的，它的可比性差，一个好的研究，需要大规模、多中心、随机、双盲对照研究，如果按这个设计去做，当然会是个非常好的研究，但难度太大了。激素的用量、时机、用法、时间长短不一。例如，很多患者在使用激素后病死率增高，但主要是因为很多患者在使用激素时，病情已经非常严重，而轻症患者又不需要使用激素，这就导致一个不科学的结论——使用激素的患者病死率高。其实，病死率高并不是激素的原因，而可能是患者病情严重的原因。正如现阶段，在发热门诊和病房，因为有些患者没办法及时入院，或者患者病情很严重了才来就诊，可能导致这些患者没法得到及时治疗，从而可能出现治疗两三天就死亡的现象。这时虽然使用了激素，但效果还没有显现出来，如果我们此时做研究就会发现，这些患者用了激素之后病死率增高了。所以，这时我们得出的结论可能不是很科学。另外，如果激素的用法、用量方面不规范，研究的结论也可能出现偏差。

对于新冠肺炎的患者，激素具体应该如何使用呢？从我们的经验来看，对于在早期、轻症的患者，比如在受到感染 7 天以内，或者 7～10 天时，病情不是很重,就不要使用激素。因为这个时候使用激素,就会使病毒复制加速。那什么时候使用激素比较合适?患者处于发病高峰期时也许是最佳时机,即患者7～10天后如果出现了持续高热、明显的呼吸困难、低氧血症、胸部影像学病变进展明显,这时加用激素,可能会有较好的效果。此次新冠肺炎,部分患者影像学表现为机化性肺炎,这种表现对激素比较敏感,所以此时激素的疗效很好,我们可以试用。

激素的用量怎么把握呢?从我的认识来说,是以能够把患者的体温控制住为标准。如果某个患者病情不是很重,40 mg 的激素应该就能够把患者体温控制住;如应用了 40 mg 激素还控制不住体温,患者还有发热,那可能就需要40 mg q12h。当患者病情危重,如肺部都白了,出现严重的呼吸困难,此时临床医生不能机械性地照搬国家关于激素的应用指南中推荐的剂量,可以根据病情需要进行调整。比如,40 mg q12h 对大部分患者可能适合,但是对一些危重的患者,剂量可能不够,可能要 80 mg q12h。这方面大家可以在临床过程试用。有效后 3～4 天,应逐渐减量,疗程 5～7 天。如果有些患者停用激素后又出现反复高热,可以适当延长激素的使用时间,只是到后期,激素量无须很大,可能 20 mg甲泼尼龙甚至更低一点,维持一下,这样有利于病灶的吸收,产生的不良反应也不会很大。至于激素的减量,我认为应该慢慢减,因为很多患者突然停用激素后会出现反跳,会再出现发热现象。

这里分享 2 个用激素帮助患者度过低氧血症时期转危为安的病例。

病例 1　患者,77 岁,男性,2020 年 1 月 10 日入院。1 月 4 日发病,乏力 1周、发热 4 天后入院。既往史:糖尿病病史 22 余年,长期口服二甲双胍,自诉控制可;高血压病史 20 年。图 4 - 1 是他 2020 年 1 月 9 日的胸部 CT,双肺多发磨玻璃样阴影。我们发现,如果患者影像学上磨玻璃样阴影分布得很广,就说明吸入的病毒量大,相反,如果是一两个的磨玻璃样阴影,可能患者吸入的病毒量小。所以患者双肺磨玻璃样阴影分布范围越广,可能其病情越重,一定要引起重视。

到 2020 年 1 月 14 日,也就是发病第 10 天,患者胸部 CT 磨玻璃样阴影明显加重。研究发现,很多患者在发病后 7～10 天,甚至 10 天以后,病情往往都会加重,只是加重的程度不一。有些患者表现为呼吸困难加重、呼吸衰竭,有些患者表现为影像学检查结果的加重,但没有明显的呼吸衰竭。这名患者 1 月 9 日和 1 月 14 日的胸部 CT 对比,5 天内就明显加重,并且出现了发热、呼吸困难、低氧血症。所以对这个患者,我们及时应用了呼吸机。

门诊检验和检查

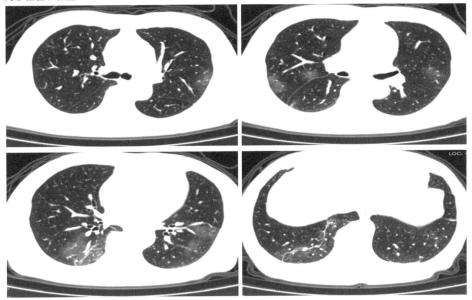

▲ 图4-1　某患者胸部 CT 影像图(2020.01.09)

入院后检验和检查

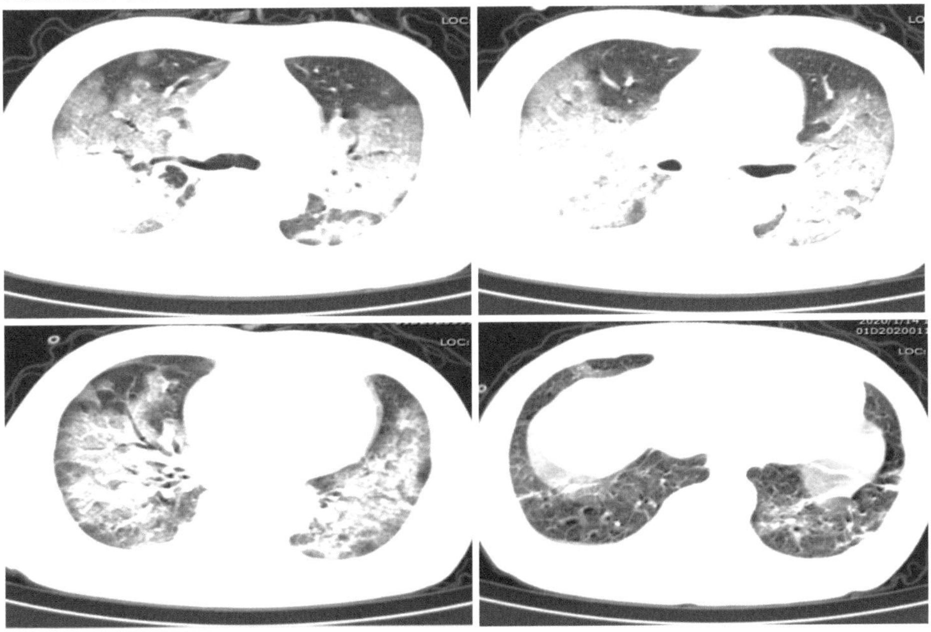

▲ 图4-2　某患者胸部 CT 影像图(2020.01.14)

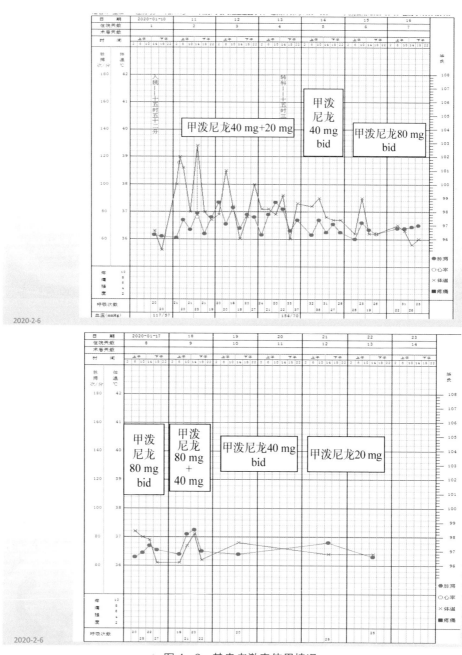

▲ 图 4-3 某患者激素使用情况

2020 年 1 月 10 日,我们对该名患者应用了 60 mg 的甲泼尼龙,但仍然没能控制住体温,于是我们把激素用量提高到 40 mg bid,结果还是没有完全控制住体温,1 月 14 日患者出现了呼吸衰竭加重,我们把甲泼尼龙用到 80 mg bid,患者体温逐渐正常并维持稳定,随即我们再慢慢地逐渐减量。

图 4－4 是该名患者 1 月 18 日的胸部 CT,经过 4 天的治疗,包括增加激素剂量,使用无创呼吸机,以及其他一些抗感染治疗、抗病毒治疗,之前的炎症反应渗出开始减少。渡过这个难关之后,患者于 1 月 29 日康复出院。

入院后检验和检查

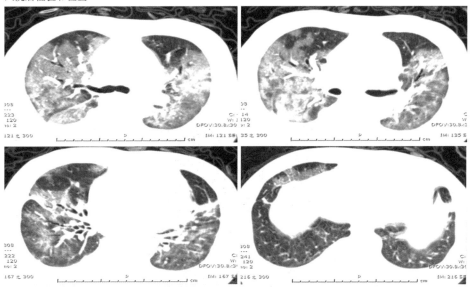

▲ 图 4－4　某患者胸部 CT 影像图(2020.01.18)

病例2　患者病史信息如下:

✱一般情况:男,36 岁,入院时间:2020.1.7

✱咳嗽发热 10 天入院。外院抗感染 8 天(含 Mfx,美罗培南等)

✱既往:2009 年曾患肺炎,10 岁左右患甲肝,8 年前发现重度脂肪肝

✱双肺未闻及啰音,心律齐

入院检查:

✱血常规:WBC 4.83×10^9/L,N84.10%,L0.51×10^9/L,ESR 76 mm/h,Hcrp 89.60 mg/L,PCT 正常

✳血气分析：pH7.43，PO_2 65 mmHg

✳ ALT 162 IU/L，AST165 IU/L，CK479 IU/L

✳甲流、乙流、RSV–RNA（–），甲流、乙流抗原（–），呼吸道病毒抗体（–）

✳普通细菌、结核、真菌等相关病原体微生物、免疫学均阴性，后期查新冠病毒核酸阳性

✳入院后当天因呼吸困难,呼衰转入 ICU

✳激素：1 月 8 日甲泼尼龙 40 mg bid,1 月 15 日停用

✳无创呼吸机辅助呼吸

图 4–5 为该名患者 2020 年 1 月 7 日的胸部 CT 影像图,双肺呈磨玻璃样阴影。部分新冠肺炎表现为这种机化型肺炎影像学改变。这类患者对激素的反应应该比较好。其实大家知道这类患者是病毒感染,因此没有必要进行如此强度的早期抗感染治疗。只有当病情加重、加用激素时,可以适当提高抗菌药物应用。抗菌药物的使用一定要注意使用的时机和剂量。

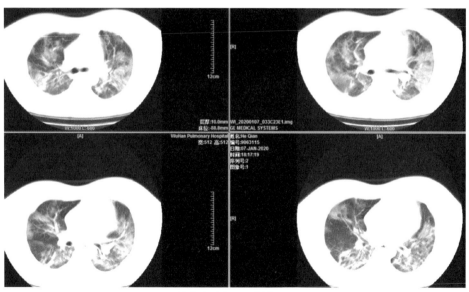

▲ 图 4–5 某患者胸部 CT 影像图(2020.01.07)

甲泼尼龙 40 mg bid×7 天,呼吸困难很快得到缓解,患者体温下降,病情稳定(见图 4–6)。1 月 19 日复查胸部 CT,病灶明显吸收(见图 4–7)。

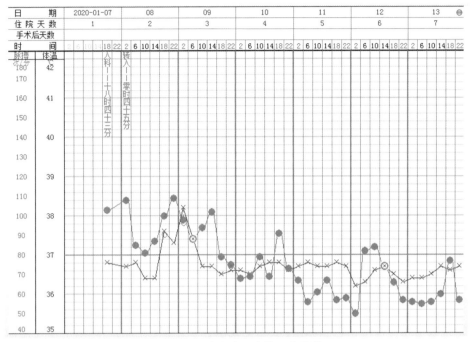

▲ 图4-6 某患者生命体征变化情况

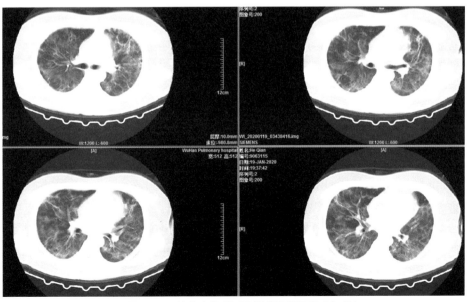

▲ 图4-7 某患者胸部CT影像图(2020.01.19)

总之,我认为:激素的使用如果恰当,对患者是有益的。对于早期、轻症新冠肺炎患者,不建议使用激素,7~10 天后如出现持续高热、明显的呼吸困难、低氧血症、影像学进展明显,可加用激素。

 胡 明(2 月 5 日)

现在对于激素的使用争议很大。收治进我们 ICU 的危重症新冠肺炎患者,入 ICU 前普遍有激素使用史。入 ICU 后部分患者也会继续使用激素。激素早期可以缓解发热,但并不能减缓呼吸困难加重,也不能缓解全身氧耗。早期究竟如何使用激素,争议很大。激素冲击疗法,甚至大剂量长程激素的使用,在后期会明显增加机会性感染风险。我们有 2 例患者,最终的死亡原因是肺曲霉菌感染。1 例气管插管后第一次纤支镜吸引物培养出烟曲霉,另外 1 例纤维支气管镜下发现烟曲霉空洞,目前无法确定是激素导致的烟曲霉二重感染还是患病之前就合并烟曲霉感染。另外,多例患者纤维支气管镜吸引物培养出假丝酵母菌(白色念珠菌)。10 例有院外激素应用史的患者,4 例入 ICU 后第一次纤维支气管镜吸引物中检出白色念珠菌,虽然仍无法判定是既往白色念珠菌定植还是激素使用后出现白色念珠菌,但这些患者均没有没有明确的慢性病史。从临床角度看,使用激素不一定能逆转症状,甚至可能会因此导致插管延迟。另外,很难说激素可以促进新冠载量清除。所以我认为使用激素也许能缓解患者相应的发热症状,为抢救创造一个较短的时间,但更应该避免长时间使用激素。新冠肺炎使用激素冲击治疗没有太大作用,因为肺泡内是干性渗出。

 宋元林(2 月 9 日)

除了抗病毒药物之外,很重要的一点就是激素到底怎么用? 这也是大家非常纠结的一个问题。我们在治疗危重患者的时候也非常纠结,激素用多长时间? 用多大剂量? 什么时候开始用? 我们自己的体会,使用的剂量比较小,最多用到 40 mg bid,40 mg qd 使用得比较多,在后期减量时,20 mg bid、20 mg qd 也用过,所以总的剂量都不是很大,使用时间也不是很长。

新冠肺炎或者其他流感病毒肺炎,早期的淋巴细胞降低,因为病毒在复制,那么使用激素以后,淋巴细胞降得更快。所以一般我们主张有影像学进展、氧饱和度出现明显下降、C-反应蛋白上升时,也就是说常规的治疗不能阻止病情进展时,可以使用激素。当然,现在也没有明确的标准,比如出现炎症细胞因子风暴,没有具体的指标,但是从影像学、氧饱和度的改变、C-反应蛋白的上升出现一些低氧血症时，可以用上激素，用量不要大。

使用后要密切观察淋巴细胞、C-反应蛋白、氧合指数和影像学表现的变化，一般使用 3～5 天，出现改善以后慢慢减量，然后停药。原先我们治疗慢阻肺时使用激素，好转后可以直接停药。但是在治疗新冠肺炎这种病毒感染导致的重症肺炎时，我们发现不能使用 3 天后马上停药。我们有个患者的 C-反蛋白快到 0 了，在这种情况下，根据我们的经验，还不能马上停药，可能再给他减量。因为激素抑制炎症反应有一定的效果，C-反应蛋白很快下降，炎症出现一个渗出的吸收，突然停药会有一个反跳现象。所以我还不太主张患者使用激素出现明显改善以后，立即停用激素，我想应该逐步减量后停用。

我们一般不主张大剂量使用激素，到目前为止还没用过 80 mg bid。关于激素的使用还是有很多争议，大家可以结合指南以及患者的具体情况去使用。

 王　辰（3 月 8 日）

在治疗上一个很突出的问题，就是糖皮质激素的使用问题，现在有一个说法是"一定不要用激素"。我个人认为，因为激素一定会抑制免疫功能，在疾病早期病毒繁殖和发作旺盛时期，此时不要使用抑制免疫的办法。如果出现类 SOP 改变时，可以使用一定剂量、一定疗程的糖皮质激素。但在使用时一定要评估患者细胞及体液免疫功能，一定要评估病毒载量情况，一定要评估患者本身淋巴细胞、T 细胞亚群、NK 细胞情况，综合评估后才能够使用激素。如果患者细胞免疫低下，病毒还在复制，这时使用糖皮质激素要特别小心。

18. 如何合理使用抗菌药物？

 蒋荣猛（2 月 1 日）

新冠肺炎感染基本上从发病到住院的时间大概是 7 天，进展比较慢，不像流感三四天就可能因重症肺炎住院。重症病例的插管时间平均是 11 天，而且到了插管的时间点，患者即使使用呼吸机两三天，合并细菌感染的很少，但到了后期，比如插管超过 3 天，有些人也会出现感染，最后是继发细菌感染多，CRE、肺炎克雷伯菌、鲍曼不动杆菌、金黄色葡萄球菌都有。最近把全国各省市重症患者的情况做了一个汇总，我整体看了一遍。总体来讲，患者在住院早期细菌感染的很少。因此，建议在患者住院早期应避免盲目或不恰当地使用抗菌药物，尤其是联合使用广谱抗菌药物。治疗过程中应加强细菌学监测，有继发细菌感染证据时及时应用抗菌药物。疫情爆发早期，武汉有些医院做的治疗方案中抗菌药物使用比较多，其实我们不太建议这样做，还是需要有细菌感染的证据，比如咳脓痰或者黄痰、降钙素原升高等证据，再去选择抗菌药物。

 宋元林（2月9日）

原则上轻症病例不需要用抗菌药物，甚至都不需要特殊治疗，对症治疗以后大部分是自限性的。最长的大概两周时间，可能90％以上的轻症患者都会好转或者自愈，所以原则上轻症是不需要使用抗菌药物的。只是当患者合并细菌感染的时候可用，包括临床上出现白细胞计数增多、PCT上升、脓性痰，或者是在做痰培养、血培养时发现有细菌感染，像这些情况肯定要用抗菌药物，比如非重症可用喹诺酮，如莫西沙星、耐诺沙星、左氧氟沙星，以及二代头孢菌素等，大家可以参考指南中有关抗菌药物的使用方法。当重症合并其他细菌感染或真菌感染时，可根据培养结果需要覆盖抗菌药物和抗真菌药物等。如果患者入院的时候就是重症或者危重症，即使目前还没有明确的细菌感染证据，我们也主张给重症患者适当用些抗菌药物，如果患者已经是危重症或者气管插管，可能要使用广谱抗菌药物。总体原则是轻症不需要使用抗菌药物，重症可以用。如果有明确的细菌感染证据，要根据感染类型、患者的合并症、肝肾功能情况来进行个体化治疗。

 施　毅（2月11日）

每年"病毒感染如何合理使用抗菌药物"总是一个热门话题。其实这次有关新冠肺炎的WHO指南和中国指南是不完全一样的。中国指南写得比较简单，因为它更多的是想去指导抗病毒治疗，对于合并继发细菌感染的内容比较简单，"不要随意使用抗菌药物，同时也不要随意运用广谱抗菌药物"，只是强调了这一点，并没有说如何合理地运用。实际在临床中，大部分患者又在应用抗菌药物。我觉得，首先要鉴别诊断，因为刚开始并不知道患者是否为病毒感染，有可能是细菌或支原体感染；其次，如果后期继发细菌感染，怎样去合理应用抗菌药物。这是两方面的问题，我还是非常赞成中国的指南，这个方案实际上是强调肯定会用抗菌药物，所以不再过多地说明如何使用，但是一定不要随意使用，不要过度使用。

但我觉得WHO指南讲的更实际一些，其中提到如果是轻症患者，如果非常明确不像细菌感染,就尽量不要使用抗菌药物;但如果不能排除细菌感染,建议使用一般的抗菌药物,不要使用广谱抗菌药物,这时应根据病情的轻重来判定。轻症患者就这样去掌握,根据当地的流行病学和细菌耐药的状况来选择,经验性治疗首选一般的抗菌药物。但对于重症患者的治疗,存在不同的观点,因为重症患者病情非常重,开始并不知道会严重到什么程度,病毒会不会变异,进展会不会很快,因此建议对于重症病例,在尽快采集标本后广覆盖,然后再根据病原学检测的结果,进行降阶梯、更换相对敏感的抗菌药物或者是停用。我觉得这种方式可能对临床实际的指导意义会更大,虽然也没有讲得非常详细,因为这毕竟是一个病毒性肺炎的指南,但是这会让临床一线的医生更容易掌握,否则只说要严控,没有具体措施,那就完全看个人经验了。一般的医生就会很难掌握,现在已经有妇产科、儿科等科室的医生在一线抗疫,这种情况对临床医生的指导意义会更大。

 玉 一 民 (2月11日)

我认为不管如何推荐,新冠肺炎也是社区获得性肺炎,依然要围绕着我国在2016年发布的《中国成人社区获得性肺炎诊断和治疗指南》给我们的一些建议。在明确是新冠肺炎时,在其他病原体所致肺炎仍然可能存在的情况下,经验性地使用抗菌药物也不能说是错误的,只要是围绕指南,采取不越位又不过分的措施,我觉得应该是可以的。

 玉 　 辰 (3月8日)

刚才说的抗病毒治疗是一种抗感染手段,恢复期血浆是一种抗感染手段,另外,病毒感染之后容易继发细菌感染,如果在抗细菌的过程中过度使用、过长时间使用广谱抗菌药物,还容易继发真菌感染。另外,这种患者往往是细胞免疫受到抑制的,可能会合并 CMV 感染,也可能会合并 PCP,希望在抗感染的大框架里要全面关注重要问题,但是不要过度、过强、过于极致地联合多种抗感染药物,一定要有一些病原上的判断。临床评估各种感染、全面评估感染药物选择,这比起抗病毒药物选择可能更难,但又是极为重要的。

重复一遍,不要轻易使用过于广谱抗菌药物,可能继发真菌感染时,病原学监测可以考虑 G 试验、GM 试验等。对于淋巴细胞过低,比如对于淋巴细胞低到 $(0.3 \sim 0.4) \times 10^9$/L 以下的患者来说,需要考虑是否预防 PCP 等问题。同时,还要考虑患者是否混合其他病毒感染问题,如流感病毒、巨细胞病毒、腺病毒、呼吸道合胞病毒等,有条件需要进行检测。这些情况在免疫功能低下人群中尤为常见。此外,要关注如何提高患者自身免疫功能,目前有一些有限的办法,如可以考虑注射胸腺肽增强细胞免疫,体液免疫方面可以考虑血浆治疗等。上述方法或许有效,但都缺乏充分证据。

◯ 19. 如何应用中医药救治新冠肺炎感染患者

 蒋荣猛(2月1日)

简单地说,就是根据症候辨证施治。

 宋元林(2月9日)

中医治疗里面包括一些中成药,比如指南里面提到的金花清感颗粒、连花清瘟胶囊(颗粒)、疏风解毒胶囊(颗粒)、喜炎平、血必净、痰热清等。有些中成药在临床治疗一些重症肺炎和脓毒症中使用,颗粒、胶囊主要用于一些轻症患者,注射液往往用于重症患者或者是危重症患者。在中国新冠肺炎防治第五版指南中,专门有一章介绍如何辨证论治,如果团队里面有中医科的医生参与,可以一起讨论如何用药的问题。关于这些中药的使用,我觉得可能会有一定的帮助。

 宋元林(2月9日)

血必净这个药物在指南里面也有提及,可能很多人没有用过,在这里简单介绍一下。我们做过一项临床研究,发现血必净可以降低重症肺炎患者的病死率。后来由东南大学附属中大医院重症医学科邱海波教授牵头,进行血必净治疗脓毒症疗效的多中心随机对照研究,通过1 800例的分析显示,血必净可显著降低脓毒症病死率(结果还没有正式发表)。看上去这两个结果类似,可以降低重症肺炎以及脓毒症的病死率。血必净是中药,它提取以后是以注射剂的形式。我们把当时最严重的那部分重症肺炎的患者挑出来以后,PSI评分Ⅳ～Ⅴ级的患者(506例)做了Cox回归分析,发现血必净组使高危人群的相对死亡风险降低了42%。最后,文章的发表是一项随机对照多中心的临床研究,算是有些循证医学依据。当然,我们现在也不能明确在新冠肺炎导致的重症肺炎里使用效果如何。血必净的不良反应主要是过敏反应。我们做了700多例的研究,只有一例过敏,因为当时也不知道哪个药物过敏,后来对该患者第二次用了血必净,又出现过敏反应,然后这个患者就不再使用,最后患者也存活了。大家可以根据具体情况,决定是否要应用血必净。

◯20. 如何合理使用无创机械通气?

 赵建平(2月4日)

　　大家应该重视无创呼吸机的使用。对无创呼吸机使用,可能有两种观点:一种观点包括我们国家的指南所阐明的,若使用无创呼吸机2小时无法改善氧合指数,就要立即改为有创机械通气;另一种观点认为,应尽可能地使用无创呼吸机改善氧合指数,只有在实在无效的情况下才转为有创机械通气。这两种观点哪个更有说服力呢? 我认同第二种观点。

　　新冠肺炎所致呼吸衰竭除了ARDS之外,还有肺的间质病变,行有创机械通气,它可能改善通气/血流比例失调,但是因为有间质病变,所以弥散功能不能改善。我们经常发现使用有创机械通气后,氧合的情况甚至还不如使用无创呼吸机的效果。而如果使用了气管插管后短期内又无法拔管,这会使呼吸机使用时间过长,容易并发呼吸机相关性肺炎,所以病死率相当高。有研究认为,这种病毒性肺炎使用有创机械通气后,病死率达90%以上。但使用无创呼吸机要耗费医务人员很多心血,他们要守在患者身边慢慢地调试,包括查看相关参数是否合适、是否漏气等。很多情况是因为我们没有很好地去调试无创呼吸机,用了一下感觉不好,于是很快就把它撤下来了。其实如果使用得当的话,无创呼吸机的效果还是不错的,应该说可以帮助患者慢慢渡过难关。

　　有一个很好的例子,我们收治了一个70多岁的女性患者,她的血氧饱和度只有70%多,上了无创呼吸机,刚开始血氧饱和度只有80%左右,这个状况持续了两天多,血氧饱和度都上不去。如果按照以前的观点,这个患者早就应该行气管插管了。但这次是我们的护士守在患者身边慢慢地调试,加上药物、激素的使用,到了第四天,血氧饱和度达到90%~95%,今天是第七天,该患者的血氧饱和度已经达到97%~98%。也就是说,患者已经慢慢渡过了难关。如果这个患者当时插了管,到现在肯定拔不了管,后续一系列的并发症就容易出现。所以无创呼吸机用得好,真的需要花很多心血。

　　值得大家注意的是,患者因为呼吸急促,可能配合不了无创呼吸机,所以我们一定要对患者进行预判。当认为某个患者病情可能会加重时,应早点把呼吸机用上。在一些情况下，一些患者的鼻饲给氧血氧饱和度可能达到 94%～95%，好像还不错，但这时如果把呼吸机用上去，由于患者的呼吸不是很快，能很好地配合无创呼吸机，当他病情加重时，呼吸机就起作用了。所以我分享这个经验，就是希望大家有这方面的意识，早点把无创呼吸机用上。总之，我认为，无创呼吸机只要使用得当，就会产生很好的效果，但使用时需要多费心血慢慢地调试，可帮助患者渡过难关。

 胡　　明（2 月 5 日）

中度 ARDS（氧合指数 150～200 mmHg）会使用无创通气，这是我们目前在气管插管之前相对来说使用得比较多的一种呼吸支持方式。大多数入住 ICU 的患者，除了心肺复苏、意识障碍、血流动力学异常的这 3 类患者需要立即插管外，部分患者可能因各种原因无法立即行气管插管，短时间无创通气可作为气管插管前的氧疗过渡。从 MERS 的治疗经验和文献来看，不推荐无创通气，因为无创通气失败的概率很高，这和我们观察的情况一致。2 例患者早期给予 6～7 天无创通气，虽然氧合指数有一定程度改善，从 100 mmHg 左右升到 150 mmHg 左右，并且患者耐受性良好，但在第 5～6 天时，患者的氧合指数开始急剧恶化。因此，无创通气虽能短时间改善危重症患者氧合状态，但不能持久。

这一批危重症患者都有一个很大的特点，入 ICU 时，如果不是休克或心脏骤停，可以没有意识障碍，甚至在缺氧的情况下仍可保持较长时间神志清楚。少数患者入住 ICU 后甚至可与医务人员交谈。但患者很难脱离氧疗，一旦脱离无创通气，即使是短暂脱离，如咳嗽一下、少量饮水，也立刻会出现呼吸衰竭加重。在不吸氧的情况下，患者的血氧饱和度往往下降到 50%～80%，甚至更低。

无创通气的初始参数：因为自主呼吸驱动极强，患者每分钟通气量很大。一般 PEEP 5～8 cmH$_2$O 就足够，不建议初始给予很高的 PEEP（10 cmH$_2$O、12 cmH$_2$O 或 14 cmH$_2$O）。我们只有 1 例患者无创通气使用 PEEP 14 cmH$_2$O 后恢复。这是一位 36 岁的年轻患者，身强力壮，体重 105 kg，而且依从性很好。其他无创通气最后均接受了气管插管，其中 2 例气管插管后氧合指数无法改善，最终接受了 ECMO 治疗，1 例已经死亡。

此次 ARDS 患者与以往常见的 ARDS 患者有很大区别。关键点在于此次新冠肺炎所致 ARDS 患者多数可保持神志清楚，且早期很少出现血流动力学异常。与其他疾病所导致的肺源性或肺外性 ARDS 不同，其他疾病导致的重度 ARDS 早期往往已经出现神智异常。所以此次患者氧代动力学失衡可能没有我们想象的那么高,他们的氧供和氧耗可能不能用全身的氧供/氧耗失衡来解释。

无创通气治疗中,最主要的是要保持密闭性。面罩一旦漏气,患者会因氧供不足而病情恶化。另外,现在我们 ICU 统一使用的是有创和无创一体的呼吸机,而普通病房大多只有小型无创呼吸机。

给氧浓度也很重要。如果呼吸机允许,无创通气初始建议先给予 FiO_2 1.0 然后再逐步下调给氧浓度,而不是从 0.5 或者 0.6 往上升,因为患者对初始氧供需求非常大。判断无创通气失败的预测点有很多,要特别关注意识状态的改变和血液动力学异常。如果无创通气后意识丧失或烦躁,肯定需要气管插管;如果无创通气时出现血压下降、血流动力学不稳定,也应及时行气管插管。延迟插管的患者病死率极高。另外,大约 90% 的患者使用无创通气后神志仍可保持清醒,自诉呼吸困难改善,氧合指数也可有一定程度好转,血流动力学正常,但呼吸肌的疲劳感很严重。而且即使是短暂脱离无创通气,如进食、饮水等,可迅速出现血氧饱和度下降。即使恢复无创,血氧饱和度的恢复也很缓慢。

多数 ARDS 的系列研究表明,无创通气时的潮气量是预测无创通气失败的独立高危因素。虽然看法不一,有的推荐是 8 ml/kg(理想体重)、有的是 9 ml/kg(理想体重)或 9.5 ml/kg(理想体重)。我们基本上是看每分钟通气量和潮气量。每分钟通气量按潮气量 12 ml/kg(理想体重)×实测呼吸频率来计算。如果每分钟通气量能够维持在 12 L 左右,潮气量基本达到 8~10 ml/kg(理想体重),呼吸频率不超过 25 次/分的情况下,氧合指数能够维持的话,可以继续使用无创通气。但如果这几个指标未能达到,建议行气管插管。另外,从目前观测的情况来看,插管延迟的患者常出现严重酸中毒,早期插管的患者很少出现严重的难以纠正的代谢性酸中毒。

21. 如何实施有创机械通气?

 胡　明(2月5日)

总体来说,我倾向于对于符合气管插管条件的患者早插管,越早插管,存活率可能越高。气管插管有创通气后,要做好保守性液体管理,要及时给患者做俯卧位通气。

早期做好充分镇静、镇痛。达到深镇静的状态,减少患者全身的氧耗,因为重度 ARDS 的肺,氧供是显然不够的。而且,早期充分的镇静和镇痛,可以减少自主呼吸过强时所带来的肺部炎性风暴,避免出现呼吸机相关性肺损伤。

严格执行肺保护性通气策略。

其他方面主要是血糖管理、血压管理、营养支持等。

按照理想体重计算:男性(kg)=50+0.91×[身高(cm)−152.4],女性(kg)=45.5+0.91×[身高(cm)−152.4]。我们现在要求护士一定要测量身高。

初始设置的潮气量是 6 ml/kg(理想体重)。不用纠结呼吸机模式的选择,无论定压或定容,只要潮气量在 6 ml/kg(理想体重)左右都可以。我倾向于定压模式,因为除了 20%~30% 的患者气管插管后没有发现气道内大量的脓血性分泌物外,大多数患者气道里有明显脓血性分泌物。如果不能在气管插管后紧急气道清理的话,定容模式下因气道阻力增高,难以达到吸气峰压<42 cmH₂O 或平台压<30 cmH₂O 的目标。

平台压控制在 30 cmH₂O 以下。若吸气平台压超过 30 cmH₂O,需进一步按照 1 ml/kg 体重速度逐步降低潮气量,直至吸气平台压<30 cmH₂O 或最低限潮气量降低到 4 ml/kg 体重。降低潮气量同时为保证肺泡每分钟通气量。相应增加呼吸频率,每降低 1 ml/kg 潮气量时,增加 5 次呼吸频率,因为只有通过增加呼吸频率才能增加二氧化碳排出。另外,需要看呼吸机波形,最好是让患者的呼气末流速回到零,呼气末流速回到零代表患者没有过多的内源性气体陷闭,没有过度通气。如果呼气末流速还存在的话,呼气是不完全的,会有大量的气体陷闭在肺泡内。如不能达到零,则需减少呼吸频率或调整吸呼比延长呼气时间。

初始 FiO₂ 先设定为 100%。

初始 PEEP 的设置:根据氧合指数情况,我们按照 ARDS net 表格推荐的 0.6 L/min 或 0.7 L/min 给氧的 PEEP 设定为初始 PEEP。按照 ARDS net 表格,PEEP 初始设置应为 20×FiO₂ ± 2。但是部分病例,尤其是插管时机延迟较久的病例,初始 PEEP 太高会导致患者更严重的肺损伤。所以现在基本上 PEEP 的初始设置为 10~12 cmH₂O。血氧饱和度(SpO₂)无须过于强调一定要达到 100%,基本维持在 88%~95%,早期氧分压能够达到 60 mmHg 以上的水平即可。此前我们曾抢救了一个患者,他插管前的氧分压只有 20 mmHg,插管后给予 FiO₂ 1.0,氧分压仅恢复到 50 mmHg,两三个小时后才逐渐恢复到 70~80 mmHg,此时需要耐心。

早期俯卧位通气一定有效。很多患者气管插管前氧合指数仅 50 mmHg,气管插管后即刻俯卧位通气,12 小时左右氧合指数可明显改善,甚至达到 250 mmHg。几乎所有患者气管插管后早期俯卧位通气,氧合指数都有明显改善,但俯卧位通气 96 小时后,疗效会逐渐下降。现在我们对科室的要求是气管插管 3 小时氧供稳定后,就开始俯卧位通气,每天至少 18 小时。

22. 如何评价 ECMO 的治疗价值?

 赵建平(2 月 4 日)

重症患者已经出现多器官功能衰竭的情况,管理上更加复杂,难度更大。其实我们早期的一些患者都进行了插管,像呼吸衰竭的患者,血氧饱和度恢复有限,呼吸衰竭得不到纠正。怎么办呢? 用 ECMO 能不能行? 好像大家认为用 ECMO 能使氧合指数改善,但这样的患者很难把呼吸机撤掉。紧接着就是一系列的呼吸机相关性肺炎,这些感染接踵而至。还有,这样的患者用了 ECMO 之后,又出现了与 ECMO 相关的一系列情况,比如循环的问题、凝血机制障碍的问题。因为 ECMO 用了之后要抗凝,这是一个系列工程。这样的患者在抢救过程中,和我们其他的病毒性肺炎是一样的,非常难。这种新冠病毒性肺炎比其他病毒性肺炎又难在什么地方呢? 比如甲型流感也好,禽流感也好,相应来说它有一些抗病毒药物,或多或少能有作用,患者抢救的成功率高一点,而对于新冠肺炎,没有很好的抗病毒治疗方法,所以我们可以发现,在病毒没有清除的情况下,患者的病情得不到缓解。

23. 如何实施 ECMO?

 胡 明(2 月 5 日)

1) 启动 ECMO 的原则

应根据肺顺应性变化,启动 ECMO。

(1) 静态肺顺应性(Cst)和动态肺顺应性(Cdyn)。在诊治新冠肺炎时,可能我们插管时间比较早,与既往 ARDS 不同的是,插管时患者早期的肺顺应性不低,大多数患者基本上在 60~80 ml/mbar。但是插管后,不论如何做肺保护性通气,患者肺顺应性都会逐步下降,降到 30~40 ml/mbar,后期更严重,下降到 10~20 ml/mbar,此时基本很难救活患者。我现在也不太清楚原因所在,很有可能是病毒持续损伤,导致肺顺应性持续下降,具体因素还需进一步分析才能找到原因。但是不论如何,尤其是后期的患者,因为肺顺应性非常差,在 2 ml/kg 潮气量的情况下,往往需要＞15 cmH$_2$O 跨肺压才能达到目标。

(2) 食管压监测、跨肺压监测。如果有条件的话,可以监测食管压和跨肺压。跨肺压如果持续大于 15 cmH$_2$O,在我们目前看来救治难度很大。

2) ECMO 启动时机

我们目前规定的 ECMO 启动时机不一定准确,只供同行参考。如果患者俯卧位通气 24 小时,氧合指数未能改善;并且氧合指数持续＜100 mmHg,同时二氧化碳出现潴留,PaCO$_2$＞50,呈上升趋势,在这种情况下,我们会考虑启动 ECMO。另外,如果患者早期出现持续难以纠正的代谢性酸中毒,pH＜7.2,也会考虑启动 ECMO。大量文献提示,高水平机械通气超过 7 天,ECMO 意义不大,所以超过 7 天的患者最好是不要用 ECMO。现在我们实施了 5 例 ECMO:2 例在高水平机械通气的第 5 天使用 ECMO,1 例已经死亡,另 1 例现在 ECMO 治疗 12 天未见好转;1 例在高水平机械通气第 4 天使用 ECMO,现在情况不乐观;还有 2 例在机械通气 24 小时后就启动 ECMO,1 例 ECMO 第 6 天(2 月 5 日)成功脱机,脱机后肺顺应性、氧合指数均稳定,另 1 例目前 ECMO 第 6 天,开始降低 ECMO 的流量,病情似乎比较平稳。

 王 辰(3 月 8 日)

我要提示大家,上了 ECMO 的时候,呼吸机的参数一定要降下来,频率放到 8～10 次/分,最高不要超过 20 次/分,PEEP 根据病情掌握,吸氧浓度尽可能下调至 40% 以下,避免氧中毒,这都是需要注意的方面。操作时注意各种管路管理,小心血流感染的问题,这是免疫抑制的患者在感染控制方面需要特别注意的。

24. 如何看待恢复期血浆治疗?

 瞿介明(2 月 28 日)

从传染病治疗的角度来说,使用康复患者恢复期的血浆,需要经过严格的制备程序,在确保血浆安全以及检测它的中和抗体的滴度能够符合治疗效价要求的情况下,可以将恢复期供体中含有高滴度中和抗体的血浆输注给患者。事实上,血浆疗法不是最近才开始使用的一种治疗手段,从人类与传染病作斗争的历史角度来说,血浆疗法用于传染病治疗已有 100 多年历史,曾用于治疗 SARS、禽流感等新发传染病,还有个别的 MERS 等新发传染病,临床中都曾用过恢复期血浆输注疗法并被证实有效,但是研究表明,对于埃博拉病毒来说,恢复期血浆输注疗法没有明显效果。对于这次新冠肺炎而言,在特效药未诞生前,血浆治疗可能是抢救重症患者的重要选择之一。

国内有些具有资质、技术过关的制备血浆的生物医药企业积极参与了这项工作。这次瑞金医院协助武汉前线进行了 10 例血浆治疗的总结,首批 10 例入组的重症患者,其临床症状在 24～48 小时内获改善,实验室炎症指标和肺部影像学在短期内都得到了具有统计学意义的改善,特别是肺部磨玻璃样阴影有明显改善。这次研究尽管病例数比较少,但也获得了令人鼓舞的结果。特别需要强调的是,这 10 例重症患者是作为一个探索性的研究,不是所有患者都需要用血浆疗法,普通型患者不一定需要,症状在好转的重症患者也不一定需要。我们认为需要用血浆疗法的是有进展的重症患者,尤其是没有发展到 ARDS 之前,因为真正发展到 ARDS 时的病情已经很严重,可能使用具有高滴度中和抗体的恢复期患者的血浆也未必有效,所以我们希望应用血浆疗法的时机是重症或危重症早期,在病程进展到 ARDS 前应用,阻断病情发展到危重阶段。与此同时,需要特别强调的是,一定要严格制备血浆,使血浆符合我国输血法律法规的要求,相关生物制药企业必须完全符合我国血浆制备的技术标准,不能一哄而上,要确保血浆的质量和患者的安全。另外,现在我们在武汉前线进一步扩大血浆疗法的入组工作,希望能够完成一项 50 例恢复期血浆治疗患者与 50 例对照组患者的对照研究,对照组是普通的血浆,这样可以获得血浆疗法进一步的循证医学证据,对新冠肺炎患者,尤其是相对早期的重症或危重症患者的效果进行更客观、更全面的评价。

近期国家卫健委以王辰院士为组长,并且我也有幸作为专家组成员参与,出版了《新冠肺炎康复者恢复期血浆临床治疗方案(试行第一版)》。对于被输注患者的选择、提供血浆患者的选择等都做了明确的标准和要求,大家可以参考相关使用指导意见,以便更好地准确应用血浆疗法,使患者获益。

　　王　辰(3 月 8 日)

在治疗方面,对病毒有对抗作用的,目前除了药物之外,就是一个相对古老的疗法——恢复期血浆。从理论上说,恢复期血浆应是有其疗效的,尤其在新发的、药物研究还很有欠缺的阶段,恢复期血浆是人类对付新发传染病的一个重要手段，我们期待已经治愈的人产生了抗体，这抗体里有一定的中和抗体，这部分中和抗体进入患者体内之后，可能能够起到对抗病毒、中和病毒、消除病毒的作用。

但是 19 世纪的疗法，到当今的 21 世纪，就需要有 21 世纪的观察和治疗方法，对血浆里的抗体水平的评价、RDB 抗体评价、中和抗体水平是我们需要关注的。接受这种治疗的一定是核酸阳性的患者，这样的话，输入血浆可以起到抗病毒效果，初步观察也是有其疗效。

因此应该动员恢复期的患者贡献血浆，陈竺副委员长已经在做大量的工作，在从红会系统来动员贡献血浆，这对于患者的治疗是非常值得期待的，所以我们也希望更多的临床医生能够做所治疗的患者工作，让他们能够贡献血浆帮助其他患者，特别是让危重患者多一种治疗方法。

25. 细胞因子靶向治疗对重症、危重症新冠肺炎患者有什么价值？

 瞿介明（2 月 28 日）

针对细胞因子释放风暴，中国科学技术大学生命科学与医学部联合中科大附属医院的同行进行了一项临床研究，使用了白介素 6 受体特异性结合的单抗（特异性结合白介素 6 受体的药物单抗叫托珠单抗）。目前第一阶段的临床研究中，14 例新冠肺炎患者中有 11 例发热患者的体温在 24 小时内全部降至正常；氧合指数均有不同程度的改善；4 例患者的肺部 CT 检查提示病灶吸收好转，1 例危重症气管插管的患者已经成功脱机。这是他们公布的数据，这 14 例患者一定在随访过程中，这些患者的情况变化也会随时更新，我们期待这 14 例患者的疗效，希望近期能够更全面地与大家分享。从现在所看到的报告来说，我觉得这是给危重症患者治疗带来福音的方法。

26. 胸腺肽有用吗？

 赵建平（2 月 4 日）

注射胸腺肽能对新冠病毒产生杀灭作用吗？可能有点天然的杀伤能力，但是起多大作用我觉得还值得大家思考。

宋元林（2月9日）

很多去武汉一线的医务人员在启程前都注射了一支胸腺肽,包括胸腺五肽,那么这个药在新冠肺炎的治疗中能起多大作用呢?胸腺肽可以诱导 T 细胞分化,增加细胞因子生成,增强 B 细胞抗体应答。它主要用于乙型肝炎治疗,也可以治疗各种 T 细胞缺陷疾病、免疫低下、肿瘤辅助治疗。我看过国内有些文献相关的临床研究,使用方案是每天 1 次,连续 5～7 天;或者 1 天 2 次,连续 5 天;后改为每天 1 次,连续 2 天。所以它的使用方法和我们平常治疗肿瘤患者的辅助用药方案不同。

前几年管向东教授团队做的一项多中心研究实验的有限数据提示胸腺肽-α1 可以改善重症脓毒症患者的临床指标,降低病死率:1.6 mg bid×5 天,后改为 qd×2 天。那么,对于新冠肺炎来说,胸腺肽对于重症肺炎以及危重症肺炎上的治疗到底起到什么作用,大家可以使用这些数据作为参考。有研究观察到,对于重症肺炎,使用胸腺肽,每天 1 次,连续 5～7 天,可以增加 CD4、CD4/CD8 细胞比值,降低炎症因子水平。在我目前看到的一些初步数据统计中,淋巴细胞降低以及 CD4 细胞降低均与与预后有关,如果新冠肺炎患者的这些数值特别低的话,预后都不太好,所以提高淋巴细胞总计数、CD4 细胞计数可能对病程有一定改善。有关胸腺肽在新冠肺炎的治疗中作用有多大,我想可以在实践过程中去观察,至少胸腺肽的治疗不像前面提到的有些药物的不良反应那么大。

27. 丙种球蛋白有用吗?

 赵建平（2月4日）

我们在指南里没有把丙种球蛋白作为重要的治疗用药,但它仍然是一个可选用的药物,这是因为这种新冠病毒我们没有人感染过,我们的机体没有抗体。丙种球蛋白能对这种新冠病毒产生抗体作用吗?它可能对其他的一些病毒感染,比如说流感病毒或者其他的什么病毒还有点作用,但对这种新冠病毒的作用有限。

胡 明（2月5日）

支持治疗方面，我们现在常规给予 20 g/d 的丙种球蛋白。丙种球蛋白对病程早期的患者有一定的效果，但对病程后期的患者效果很差。

28. 抗凝治疗

 王 辰（3月8日）

关于抗凝的问题，这种疾病普遍存在高凝和纤溶的问题，临床上和病理解剖上都看到了血栓问题，如果患者没有禁忌证，就是有一定程度的抗凝适应证。可以根据患者疾病程度来制定治疗方案，如果明确 VTE，可以按照治疗剂量；如果没有 VTE，可以选择预防剂量，同时兼顾年龄等出血风险来适当调整剂量，比如高龄适当减量。使用肝素的时候注意 HIT 的问题，应当进行必要的监测。翟振国教授团队还专门做了一系列的文献调研，提出了一些新冠肺炎的患者关于VTE 预防和诊治的意见，大家可以参考。

29. 重症、危重症患者的治疗

 蒋荣猛（2月1日）

1）治疗原则

在对症治疗的基础上，积极防治并发症，治疗基础疾病，预防继发感染，及时进行器官功能支持。患者常存在焦虑、恐惧情绪，应加强心理疏导。关于心理支持，我们这次在武汉给医疗队培训也在强调这一点，医务人员在治疗这些疾病的时候，内心也是害怕的，对于没有在传染病病房工作过的医务人员尤其如此。所以我们也看到很多医务人员戴 3 个口罩、穿 2 层防护服、戴 5 副手套，这类现象都能理解。但是我们告诉他们，穿得多其实不一定安全，正常的防护足矣。比如穿 2 层防护服，脱的时候更容易污染；里面戴一个外科口罩，外面再带一个 N95口罩，影响防护口罩的密合性，反而更容易感染。患者在这个时候比医务人员更害怕，尤其是很多患者住在 ICU，当他意识比较清楚的时候，看到身边的其他患者去世，再看见医务人员的穿着，包得鼻子、眼睛都看不见，这让他们更恐惧。所以我们还是很有必要加强患者的心理支持。

2）呼吸支持

无创机械通气 2 小时,病情无改善,或患者不能耐受无创通气、气道分泌物增多、剧烈咳嗽,或血流动力学不稳定,应及时过渡到有创机械通气。从无创机械通气到有创机械通气过渡的时机,一定要结合患者的情况。我刚才提到武汉同济医院的医生,本来是打算气管插管,后来也没进行气管插管,他也好转了,所以要注意个体化。有创机械通气采取小潮气量"肺保护性通气策略",降低呼吸机相关肺损伤。必要时采取俯卧位通气、肺复张或体外膜肺氧合等。

3）循环支持

充分液体复苏的基础上,改善微循环,使用血管活性药物,必要时进行血流动力学监测。刚才提到,有些患者会出现呼吸循环障碍,所以早期应该给他相对有效的灌注,避免发生这些情况。一旦发生,后续可能很难去改变。我们见过的几个肢体冰凉的患者,甚至大腿都是冰凉的,患者最终都没能活下来。

4）其他

关于激素的使用,普通型患者不建议使用激素。部分患者可根据其呼吸困难程度、胸部影像学进展情况,酌情短期内(3～5 天)使用激素,建议剂量不超过相当于甲泼尼龙 1～2 mg/(kg · d)。因为大剂量激素会产生免疫抑制,另外之前对 MERS 的研究,激素可以延缓病毒的清除。所以请大家注意,比如我们最近看到一个 48 岁的患者,没有基础性疾病,于 2020 年 1 月 10 日发病,由于早期使用激素,他在 1 月 19 日做的痰核酸和粪便核酸检测都是阳性,所以使用激素后导致病毒的清除延迟到一个多月。而且从 2003 年 SARS 的教训来讲,大剂量使用激素后会带来很多问题,这些都是惨痛的教训。可静脉给予血必净 100 ml/d,每日 2 次治疗;可使用肠道微生态调节剂,维持肠道微生态平衡,预防继发细菌感染;有条件情况下可考虑恢复期血浆治疗。

胡 明（2 月 5 日）

我建议新冠肺炎所致重度 ARDS 患者,早期气管插管,做好气道管理、肺保护性通气、早期俯卧位,这些措施至少在前 7 天一定有效。另外,不要大剂量使用激素,因为从之前治疗流感病例的经验来看,由于患者 T 淋巴细胞耗竭,会导致患者出现反复二重感染,后期曲霉菌感染率非常高。即使患者扛过了第一阶段,如果激素用量过大的话,第二阶段也很可能出现曲霉菌,病死率极高。我们 ICU 死亡的 2 例患者都是曲霉菌感染。合理使用激素,不要滥用抗菌药物。因为早期滥用抗菌药物，可导致后期出现 CRE 等耐药菌感染。建议按照社区获得性肺炎指南合理用药。危重症患者可选用三代头孢菌素联用莫西沙星，这是我们的经验或者建议。

 郭　强（3月6日）

我们关注的是血流动力学，在测量出入量、观察容量反应性、观察灌注的同时，一定要关注右心室和左心室的变化，因为这些变化一旦发生若要纠正则非常困难。在这个阶段要关注几点，关注会引起肺心病的风险；要充分评估有无肺栓塞的表现；相对保守的、缓慢的策略比较现实；在下腔宽度很窄的时候，如果早期纠正休克，患者的灌注就不会那么差。如果患者进展成危重症，其实 BMP 也是一个灌注的指标，在我们看到的转成危重症的患者基本上 BMP 会升高。所以早期的灌注，不好说一定是隐匿性修复这个概念，但是确实这些患者在早期需要强化补液、灌注的。我认为只要是重症患者或者是机械通气的患者，这些新冠肺炎患者的血流动力学不稳定的概率几乎是 100%。血流动力学不稳定一定不能完全归咎于病毒本身，抗病毒都很重要，抗病毒是对因，其他可能都是对症。但是从 ARDS 本身来讲，高条件、持续低氧、灌注差，我认为都会进一步地加重血流动力学障碍。但是我觉得脓毒症是不可绕过的、很关键的一个坎。在新冠病毒的救治中，脓毒症的纠正往往是不断地反复附加的，比如病毒先来了，细菌再来了，气道引流又不通畅，其他的胃肠道灌注也不通畅，往往会带来腹内压的问题、相应的基础病、慢性感染的问题、糖尿病控制的问题，都会交错在一起。所以我个人认为既要重视病毒性脓毒症，也更要重视病理生理。病理生理是反复发作的，多种病原的脓毒症交错的，交错的结果就是心源性休克。

心源性休克的一方面原因是心肌损伤，在病毒的参与下，心肌损伤会进一步加重，心肌损伤最突出的一点我个人认为还是右心为主，因为一旦发生了急性肺心病，右心的不确定性更大，左心相对从我们观察的病例来讲，尽管右心很大，但是左心舒张末期容积很低，它的循环还是能够在低剂量的血管活性药物下维持住，这也是我们看到的左心的代偿能力在这个阶段是远远强于右心的。因为右心是一个低压的、高浓的，另外右心室壁相对比较薄，代偿性比较差，也有研究表明左心和右心的心室的功能，甚至细胞机制也存在不同。在这种情况下，因为它外面的应变应力都是不一样的，所以右心的影响非常重要。

一旦合并左心功能不全，我觉得现阶段我们能做的还是这三个方法：容量反应性、血管活性药物、CRRT 治疗。很多情况下，可能 CRRT 治疗在武汉还不能完全持续进行,有时候存在一些条件的限制。

脓毒症合并分布性休克,我们除了关注平均动脉压以外,还要把血管麻痹扩展和心肌抑制程度考虑在内。

危重症新冠肺炎的血流动力学的管理原则参照重症 ARDS 的血流动力学管理。第一步,要关注组织灌注是否充足。如果灌注不充足,必然带来的就是乳酸升高,乳酸的升高其实是一个全身灌注的表现,全身灌注中最重要的是要关注冠脉是否灌注,若没灌注必然会引起心肌的缺血、缺氧。病毒本身不会引起爆发性心肌炎的表现,因为它的病程和临床表现都不太符合,但是持续的灌注不足会和后续的混合感染一起,甚至少部分患者就是病毒直接引起脓毒症心肌病的表现,就会引起心室壁的扩张和 EF 下降。

超声评估下腔静脉的大小和充盈动态、脉压变化观察、对干预进行中央静脉压监测这 3 点,我觉得对于新冠肺炎患者比较实用。尿量和代酸是临床反映组织灌注的主要指标。

液体复苏和氧合指数有时候不同步,为了保证灌注,又要扩容复苏,但是也要减轻肺水肿,所以有时这两个会存在矛盾。比如氧合指数下降是由于肺水肿增加,后负荷增加引起右心衰竭,限制液体有利于 West zone 2 通气和血流。

这个时候如何同步?第一,看容量反应性,如果容量没有反应性,补了也没有用,容量反应性可能还要兼顾超声和乳酸的指标,当然能够做 ppv、svv 时 PICO 会更加精确,因为这些患者大部分还是在使用肌松药。第二,看综合灌注、氧合指数、血流动力学指标等,除了看乳酸以外,还要兼顾肌钙蛋白等指标,比如心脏的灌注、意识的判断、脑灌注、组织的灌注。此外,从 AKI 的评估角度出发也需要去灌注。血流动力学的关注确实是要持续不断地变化。

新冠肺炎并发 ARDS 的患者出现右心衰竭可能是补液过多恶化 CO、BP 和右心功能,要稍微控制一点。另外,血管活性药物建议优选去甲肾上腺素。

第二步,评估急性肺源性心脏病。血流动力学的优先重点是充分支撑右心室。现阶段我建议使用超声对新冠肺炎患者比较合适。第一,通过超声可以看到右心室负荷是否充足,若右心室负荷充足,补液无益,甚至会加重病情。第二,去甲肾上腺素改善右心功能、维持 MAP,我们在去甲肾上腺素的用量上还需要加强,有些患者在去甲肾上腺素用量很大的时候,我们早期联合一点肾上腺素,取得了一定的效果。第三,其他方面,比如左西孟旦-钙增敏剂,研究也表明右心和肺循环更匹配。其他辅助治疗包括 NO、PG、全身性血管扩张药和抗凝治疗。

郭 强（3月6日）

关于血流动力学监测，《重症新冠肺炎管理专家推荐意见》也很实用，新冠肺炎患者可出现血流动力学不稳定和（或）休克，应仔细鉴别原因。重症型新冠肺炎患者的病程早期以呼吸功能衰竭为主，休克及循环衰竭并不多见。病程后期出现休克和低血压，原因是多方面的，需要仔细鉴别。

新冠肺炎患者休克的常见原因及机制如下：①心源性休克；②低血容量休克；③感染性休克；④梗阻性休克；⑤其他。第五项"其他"一般是与药物有关，特别是与一些麻醉药物有关。

（1）心源性休克。对于既往有冠状动脉粥样硬化性心脏病及其他心脏疾病的患者，严重低氧血症将导致原有心脏疾病加重，可引发心源性休克。很多新冠肺炎患者血清（超敏）肌钙蛋白水平明显增高，甚至超过正常值上限的百倍。推测（超敏）肌钙蛋白升高不仅是心肌缺氧性损害的结果，更可能是病毒对心肌造成的直接损伤。尽管多数患者在（超敏）肌钙蛋白水平升高时并未合并室性心律失常或心源性休克等病毒性心肌炎的常见表现，且心脏超声也缺乏特异性表现，但随着疾病不断进展，仍有部分患者出现心脏功能抑制甚至心源性休克，临床预后极差。

从我个人的理解，我觉得肯定是与灌注有关，甚至大部分患者与乳酸的值有关。如果把心脏超声做得更细，我觉得会更频繁，更有连续性，可能会有意想不到的效果。真正出现心源性休克，就像我讲的暴发性心肌炎，我觉得从我看到的或者同行的病例来讲是少之又少。真正的在前期做好感染、引流，避免脓毒症心肌病更加现实。

（2）低血容量休克。由于患者连续高热，进食、进水不足，可能导致前负荷不足。如不能及时干预纠正，将有可能进展为低血容量休克。一些进行血液净化和接受利尿剂治疗的患者，由于容量监测不足或不及时，也会因过度脱水或利尿，导致低血容量休克。

我的概念是主诉不太客观，有好多患者主诉不口渴，但确实评估下来是低血容量，至少是容量低，当然我不敢说是否有一些分布的原因在里面，因为我们也观察了一些老年女性会有一些尿路感染的表现。在特殊的阶段，如果再有新冠病毒感染，我觉得从主诉来讲在这样的容量会很困难，特别是氧合差的时候，有些医生会刻意限制入量，甚至用利尿剂，最后加重了患者的病情，我们面对的确实都是有一定病程、年龄偏大、有基础病的患者。

（3）感染性休克。感染性休克并不多见，通常较晚出现。重症患者往往在病程的 10～14 天开始恶化，此时继发的细菌感染将成为较大威胁。临床上可观察到患者体温、血常规及炎症指标（如 PCT、C-反应蛋白等）在一度平稳后再次升高，气道内脓性痰，肺部影像学改变加重，提示出现医院获得性肺炎/呼吸机相关性肺炎。部分患者由于实施 ECMO、连续性肾替代治疗（CRRT），或中心静脉、股静脉插管，这些血管内植入物可能导致植入物相关性血流感染。

感染性休克不可避免，只要是危重患者，都会成为一个挑战。感染性休克一旦发生后，要动态评估容量反应性，特别是关注 BMP，如果是肌钙蛋白升高的时候，只要 BMP 不持续地在几万以上，我觉得还是有机会的。但如果患者合并 AKI 或者有慢性肾病的基础，可能 NT-BNP 没有太多参考价值。但是从现在血流动力学或者感染来讲，我看到有些少部分死亡患者也是阳性的，所以病毒感染或者真菌感染还是一个主要问题。

（4）梗阻性休克。肺顺应性差，镇静程度不足的患者在实施高水平 PEEP、挽救治疗中的肺复张手法时，有可能导致气胸和纵隔气肿。特别是接受有创机械通气的患者，可由于张力性气胸导致梗阻性休克，也可见静脉血栓栓塞导致的梗阻性休克。

梗阻性休克是普遍存在有些肺栓塞的表现。但是我们发现这些患者虽然平均平台压很高，还没有看到出现纵隔气肿气胸的患者，但是是否会逐步出现，我觉得可能会有，确实这些患者做 RM 的效果都不是太好，做俯卧位可能有一定的作用。

至于监测和治疗，现阶段是以简单、实用、连续的方法为主。还要摸索血管活性药物和容量复苏的联合使用方法。从现阶段看，反复的超声评估、反复的 BMP 监测，特别要兼顾乳酸和肌钙蛋白，要把我们没有的监测手段与患者的实际的变化进行比较与思考。在早期阶段，我们要把容量的补充、血管张力的监测以及心脏相应的保护尽量做好。对于心脏的保护来讲，患者的冠脉的灌注、早期容量甚至氧疗目标方面，是否还有一些更好的方式？因为目前条件受限，相关研究并不充分，相信很多方面还是值得商榷的。

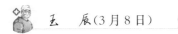 王　辰（3 月 8 日）

我们有时谈到，患者可能会出现突然变化，甚至有些医生描述：在病房里看着还好好的，但刚脱掉隔离衣，出了隔离病房的时候，电话立刻打了过来，患者病情突然恶化，甚至抢救不过来了。这个"突然变化"的情况是有的，但是不是真正

的突然变化,就像我们刚才所说对心脏监测的情况一样,能不能在前期多安排一些值得更进一步精化的、深化的、常态化的监测？我们或许就能识别出其中的一部分病情突然变化的原因,继而采取相应的措施。

但一般来说,病情突然恶化了是什么情况？尤其救不过来时？我们设想,严重的心律失常、大面积的心肌梗死,突然出现严重的气胸或肺栓塞,或者其他一些并发症等,都有它的可能性,这是我们需要从几方面给予关注的。肺栓塞显然是需要关注的方面,急性的心脏病变也是需要关注的方面。因此,我们更需要在讨论死亡病例的时候进行有关的分析,考虑到我们前期监测得够不够？有没有可能更早期给予一些关注和干预？这是我们要考虑的一个重要问题。

📖 30. 重症、危重症患者救治中的呼吸支持和呼吸治疗师

 玉　辰(3月8日)

呼吸支持治疗重点包括几个方面,第一是普通氧疗(鼻导管或面罩吸氧),第二是经鼻高流量吸氧,第三是无创通气,第四是有创通气,第五是 ECMO。另外一条线就是气道管理,包括吸痰、人工气道等,把这些做好是至关重要的,所以现在我们很希望呼吸治疗师(RT)能够进到重症和危重病房里来,和医生护士一起来进行更加专业化的、有专人负责的呼吸支持治疗。也正好跟大家讲一下,最近刚刚公布,RT 已经被列为国家正式的职业种类之一了,经过二三十年的努力,RT 终于成为国家正式的职业种类,这是一件可喜可贺的事情。

在新冠肺炎救治中,RT 应当发挥作用,做好呼吸治疗的工作,但在这里要特别注意每项治疗的规范性。关于对"氧"的一系列操作上,无论从鼻导管吸氧、高流量吸氧,特别是无创通气的操作上,目前还有提升空间。现在无创通气"好用或不好用",一定首先看这个人"会用和不会用、擅于或不擅于"无创通气,无创通气需要掌握一些使用技巧。我们总是做比喻,无创呼吸机很像一辆自行车,不会骑自行车的,一定不说自行车好用,因为骑车确实是提前需要学习的,但一旦学会了骑自行车以后,你能解决很多问题;直到换成"汽车",比如像有创通气。临床判断的点是根据你所在的团队里使用各种呼吸支持治疗的能力和水平,一定要找到适宜的治疗时机。

在气道管理方面,现在这种患者很容易出现气道黏液分泌阻塞的现象,病理观察到外周小气道大量的痰栓,因此在湿化相关的方面一定要特别地给予重视,

在应用祛痰药方面,"湿化"对祛痰最重要,药物方面可以尝试静脉联合口服祛痰的方法,如口服 N-乙酰半胱氨酸、桉柠蒎等,静脉可使用氨溴索。

31. 解除隔离和出院标准

 蒋荣猛(2月1日)

体温恢复正常 3 天以上、呼吸道症状明显好转,连续两次呼吸道病原核酸检测阴性(采样时间间隔至少 1 天),可解除隔离出院或根据病情转至相应科室治疗其他疾病。但现在有一个新情况,有的患者可能呼吸道病原核酸检测为阴性,但粪便核酸检测还是阳性,所以我们现在也面临着未来如何调整防控策略的问题。

 吴安华(3月3日)

解除隔离后出院标准有 4 条:①体温恢复正常 3 天以上;②呼吸道症状明显好转;③肺部影像学显示急性渗出性病变明显改善;④连续两次呼吸道标本核酸检测阴性(采样时间至少间隔 1 天)。4 条同时具备时,即可出院或者解除隔离。如按国家卫健委颁布的第五版诊疗方案,患者可以回家,也可以上班、上学,但据第六版诊疗方案的要求,即使达到解除隔离后的出院标准,也不一定能回家。比如:武汉现在对这部分患者尽管已出院或解除隔离,但还需进一步关心、关怀。患者出院回到辖区或者居住地后,还需要进一步隔离两周时间。这样做主要有两个目的:第一,让其自己恢复抵抗力,第二,能够避免其两周之内万一还有传染性,再将病毒传染给其他人。因为目前已发现有患者出院后,可能粪便内仍然存在病毒,可作为传染源继续发挥作用,如出院后做到这些注意事项,就会明显减少影响。

第五章

新冠病毒感染的预防和控制

 1. 新冠肺炎的主要传播途径是什么？关于气溶胶传播的问题如何解释？

 吴安华（3 月 3 日）

　　新冠肺炎主要传播途径有两种：第一种是经呼吸道飞沫传播；第二种是密切接触传播。无论新冠肺炎患者还是处于潜伏期的患者，或者是隐性感染者，他们的呼吸道飞沫都含有病毒，都可传染其他人。

　　产生呼吸道飞沫的情况主要是咳嗽、打喷嚏，或说话时，都易产生飞沫。飞沫直径大于 5 μm。飞沫传播距离有限，一般不超过 1 m。关于密切接触的解释，飞沫可污染物体表面，患者的排泄物，如粪、尿，都能污染环境，污染物体表面。如果手接触环境、物体表面，手也会被污染。被污染的手再接触鼻腔、口腔或颜面部，可能造成密切接触的传播。这两种是主要传播途径。家庭聚集性传播是此次新冠肺炎的主要传播特点之一。一家之中有两个以上，甚至四五个成员发病，再次印证了飞沫传播的重要性，但也不排除有密切接触的因素存在。

　　关于气溶胶传播，第六版诊疗方案有相应解释：在相对封闭的空间中，如果长时间暴露在高浓度的气溶胶下，可能经气溶胶传播。但目前关于气溶胶传播的病例非常少，仍需新证据。尽管最近有人可能在空气中偶尔检测到病毒的核酸，但其意义有待确定。整体讲，通过气溶胶传播的可能性较小，气溶胶传播不是主要传播途径，是非常次要又非常需要观察研究的传播途径。在易感人群方面，除非得过新冠肺炎，否则都是易感人群。如果暴露在危险环境之下，自身抵抗力较低,就可能发病,当然与暴露方式、量和时间有关。

2. 本次新冠肺炎疫情在流行病学上有什么特征?

 蒋荣猛(2月1日)

第一,有传染源。现在认为传染源主要是新冠肺炎患者,轻症患者、无症状感染者也可成为传染源,但是目前不清楚传染力大小的问题,我们认为从发病的常规规律来讲,还是新冠肺炎患者的传染力更强,尤其是重症病例,在给他做气管插管这种气道管理的时候,面临的感染风险最高,这一点和 SARS 没什么区别。疫情初期,70%的病例与华南海鲜市场有关,但是当时确实有一部分病例与华南海鲜市场无关,海鲜市场在 1 月 1 日早已关闭,现在的病例肯定与它无关。目前无华南海鲜市场暴露史和无武汉旅行史的病例在增加。这给我们的防控带来了很大的压力。

第二,传播途径主要通过呼吸道飞沫传播,也可通过接触传播。现在也发现了一些新情况,在有些患者的粪便中可以检测到病毒,所以目前还不清楚能否通过消化道传播,至少现在我们看到有些患者的粪便存在病毒的时间比呼吸道存在的时间还要长。我最近检查了 8 个患者,这 8 个患者的咽拭子检测都转为阴性,但粪便核酸检测还是阳性,所以对我们未来的防控会带来一些挑战,以后还需要有更多的研究观察去看它的传播时间到底有多长。

第三,易感人群。人群普遍易感,老年人及有基础疾病者感染后病情较重,儿童及婴幼儿发病较少。没有人对新冠病毒有免疫力,而且现在即便已经有过一次感染经历的人,他后期产生的抗体滴度到底有多高,有没有防范二次感染的能力,这些都没有明确。前几天国家卫健委提到出院的患者有二次感染的风险,我觉得需要一定的证据去证明这一点,不能随便去说一定有二次感染风险,常规来讲不至于,至少半年或者一年还是会有中和抗体产生的。但是需要去做相关研究,遗憾的是现在还没有抗体检测试剂,对这些即将出院或者出院以后如何去做抗体监测,需要我们未来做一些工作。

传染病的 3 个环节很重要,有传染源、传播途径、易感人群,传染病才能够流行。在控制传染病的时候,也是从这 3 个环节入手,这 3 个环节切断任意一个,传染病就不能流行。采取中断交通的这种措施,其实并不一定是最佳选择,它只是把阻断了患者外流,并不能阻断在家庭内部、社区之间的流动。因此,如何切断传播途径去预防传染病是目前我认为最重要的一个环节。对于呼吸道飞沫传播,如果有咳嗽、打喷嚏,可以戴口罩,能够正确地用胳膊肘去遮挡,而不是用手遮挡,这样也可以减少通过打喷嚏、咳嗽的方式把病毒向外界传播,也避免通过手来进行传播,这点特别重要。换言之,如果我们每个人都能做到,能把传播途径切断,也许就不用采取极端的交通管制或者切断交通的方式来控制传染病,这是我对传染病的一个理解。

换句话说,即便有再多的医生,有再多的护士,有再多的床位,如果不切断传播途径,不控制传染源,有再多的医务人员也无法应对。传染病有自身的特点,一定要从它的传播特征出发去阻止它的传播。比如治疗一些危重症患者,可能ICU 没有足够的医务人员可以给予治疗,那可能就面临一个很艰难的选择,要不要给他进行治疗。从传染病角度来讲,它不仅是呼吸系统疾病,也是传染病,我希望大家能够通过对传染病的认识,更多地去做一些健康科普,让大家采取有效的切断传播途径的方式去阻止疾病的传播。也只有这样,我们可能才能把这次疫情控制住,如果我们做得不及时,只是通过医院收治患者,想控制住疫情会很困难。

2019 - nCoV 时间线如图 5 - 1 所示。

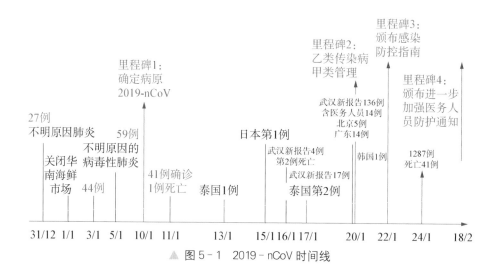

▲ 图 5 - 1 2019 - nCoV 时间线

3. 本次新冠病毒感染和 SARS、MERS 有什么区别？

 蒋荣猛（2 月 1 日）

冠状病毒是单股正链 RNA 病毒，巢病毒目（Nidovirales），冠状病毒科（Coronaviridae），正冠状病毒亚科（Orthocoronavirinae）。分为 α、β、γ 和 δ 4 个属，现在发现大概有 50 个种。而且冠状病毒可以感染很多动物物种，比如蝙蝠、狗、猪、鼠、鸟、牛、鲸、马、山羊、猴等，还有人类。SARS 冠状病毒，传染力较强，当时造成全球范围的传播，但是病死率相对来说较低，大概是 9%，中国平均病死率不到 8%，而且在 2004 年以后就消失了，这是 SARS 的一个特点。

MERS 冠状病毒，叫做中东呼吸综合征冠状病毒。它是 2012 年在沙特阿拉伯被发现的，现在世界上的 MERS 病例都与中东地区有关，这个病毒相对于 SARS 来说，传染力较弱，在医疗机构或者在家庭成员中造成传播，但是致死性很强，目前平均病死率为 35%，甚至有时在第一代传播造成的病死率可以达到 60%。所以我国这么多年对 MERS 的防范一直特别严。虽然 MERS 的传播力比较弱，但是它在特定场所可以引起感染暴发。比如 2015 年，一个输入性病例在韩国造成了 185 人的医院感染，其中有医务人员、患者、患者家属，影响很大。

我们再看看 2019 新冠病毒，目前来看，它的传染性已经超过 SARS、MERS。它的传播指数测算已经达到 3.8 的水平，甚至接近 4，可能比流感还要强。但是我个人有一个看法，它的传播力和流感不一样，因为大家对于新病毒没有任何免疫力，公众以及医务人员对这个病没有防范措施。因为我们在讲一个疾病的传播力，即疾病再生指数这个概念的时候，一定是和人群的传染病知识、日常预防知识密切相关，如果做得好，疾病的传播力可能就没那么强。2019 新冠病毒与蝙蝠 SARS 样冠状病毒（bat‑SL‑CoVZC45）同源性达 85% 以上。体外分离培养时，2019‑nCoV 在 96 个小时左右即可在人呼吸道上皮细胞内发现，也就是说它可以在上呼吸道繁殖，所以它和 MERS 不同，MERS 冠状病毒主要是在下呼吸道，传播力比较弱。就类似普通流感和禽流感的区别，普通流感的受体在上呼吸道，禽流感大部分是在下呼吸道，而且禽流感造成的传播力相对来说有限，仅限于家庭成员或者医务人员近距离接触，没有做防护或者防护不到位可能造成感染。

2019 年 12 月 31 日，武汉市卫健委报告了 27 例不明原因肺炎的病例。在

2020年1月1日关闭华南海鲜市场,当时认为病例与这个市场有关,但是关闭后并没有阻止疫情蔓延。1月3日有44例,1月5日有59例,并且确定是不明原因的病毒性肺炎,那时就排除了MERS、SARS、禽流感、流感等。很快在1月10日锁定病原体,是一个新冠病毒,这是一个里程碑事件,我国的技术能力没有问题,在很短的时间能够把一个新的病原体锁定,比起2003年的SARS来说,我国大概半年后才发现病原体,而且不是内地的学者发现的,是香港研究人员最早确定了病原体,也就是说这17年来我们有了很大的进步。1月20日,国家把它列为乙类传染病按甲类进行管理,这是第二个里程碑事件,在这一天,武汉新报告确诊病例136例,其中有14例医务人员感染,北京报告5例,广东报告14例,其他地方也有病例报告,韩国也有病例报告。现在,病例数已经远远超过SARS当年的病例数,而且短短一个月的时间,病例数、死亡病例数上升得很快。

最近国家疾病预防控制中心(CDC)研究人员在《新英格兰医学杂志》发表的文章表明,比如在早期,有一部分病例和华南海鲜市场无关,也就提示华南海鲜市场并不是唯一的来源,就是说在12月或者更早的时候,这个疾病就开始在人际间传播,只不过那时的病例比较少,很多病例早期的临床表现不典型,进展相对比较缓慢,所以不太容易被医院所发现,这是一个很大的问题,这也是此次疫情可能比SARS更难防控的一个原因。而且现在越来越多地发现有些病例的症状很轻,甚至没有症状,上呼吸道能够查到这个病毒,具有一定传染性。所以这次新冠肺炎和SARS比起来有很大区别。2003年的SARS,基本上每个患者都会发热,甚至在38℃以上,所以当年我国通过建立发热门诊能够筛查SARS,但是现在通过发热门诊筛查就很困难,虽然80%以上有发热,但是很多人发热程度不高,这也是一个很大的问题,反过来讲可能还有一定的隐蔽性。

4. 如何判断流行病学史?

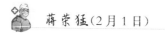 蒋荣猛(2月1日)

国家卫健委发布的第四版"诊疗方案"提到"所在地区只要有持续传播",有三代病例才叫持续传播,因为只有二代传播可认为传播是有限的,三代传播就是A传给B,B传给C。但第五版"诊疗方案"可能就不再这样提了。只要社区有病例报告,所以先是在社区里,不能扩大到整个城市、整个省。尤其像一个地方

属于散发的时候,在这个地方就可以考虑是在 14 天以内,接触过类似发热的呼吸道症状的人,或者是有聚集性发病,或者接触了新冠病毒感染的人,有一个流行病学关联。比如 A 确诊,A 接触到 B,B 没发病,但是 A 患者和 B 有接触,这时如果有典型的临床表现,B 也要作为疑似患者来进行排查,因为 B 也许属于携带病毒的人。在北京地坛医院就有这样的患者,当时有一个患者,他们一家都是武汉人,1 月 19 号男患者在武汉已经出现发热症状了,20 号到北京旅游,到北京后病情加重,到医院看病,发现他是新冠肺炎,他的妻子和母亲也都是阳性,他的几个孩子都没事。所以这时就很难辨别这个男子的病是他妻子传染给他的,还是他传染给他妻子的。还有些患者的核酸检测为阳性,没有临床症状,但与他接触的人有 5 个人发病。

所以现在我们在流行病学史判断的时候,有时很难判断出到底谁感染在前,谁感染在后。另外,在潜伏期是否具有传染性,如果 A 携带病毒,没有症状,他也许处于潜伏期,也许属于无症状感染者,他可能以后也不会发病,这需要我们进一步去观察,所以这个问题让我们对传染病的认识发生了一些改变。我们原来认为 SARS 在潜伏期是没有传染性的,但是这个病也许会变得不一样,也就是说它给我们的未来的防控会带来一个很大的压力。所以我刚才总在强调我们不要去纠结传染源了,更重要的是如何把传播途径切断。

5. 关于疫情防控的要点和经验

 蒋荣猛(2 月 1 日)

我认为传染病还是以防为主,靠治疗肯定是治不过来的,如何防控很重要。传染源很难找全,除非采取措施,比如挨家挨户上门筛查,筛查完再隔离,带有强制性的一些措施去做这件事才有可能成功。另一方面,更重要的是如何预防,一般来说需要切断传播途径。不管是医务人员还是患者,接触到病原体才有可能会感染。所以我们讲传染病的传播途径,我自己理解的就是一种途径,那就是接触传播,接触不到病原体,就不可能被感染。接触可分为直接接触和间接接触,比如患者打喷嚏,如果我没有任何防护措施,飞沫直接喷在脸上,就直接进眼睛感染了。要是患者去发热门诊,我戴口罩了,飞沫掉到眼睛里感染,这是不可能的。我特别强调,发现每一个患者很困难,更多的是如何切断传播途径,至少我目前的认知是这样的,这是阻止传播最有效的一种方式。

李强（2月6日）

从12月底开始，武汉的防控战役就打响了。我们在上海最早接触到患者大概是1月11日，那么现在回想整个防控过程，我们非常幸运，这个患者刚入院时就告知他有武汉同事接触的病史，所以对于这个患者，我们在整体防控中都采取了比较严格的消毒、隔离和预防措施，所以没有造成院内感染的发生。

截至2月6日，全国的确诊病例是28 000多例，疑似患者大概是24 000例。有些专家现在比较乐观，说疑似患者在减少。实际上我们客观地分析疑似患者减少的原因，并不是新发患者的减少，而是因为原来在湖北，包括湖北以外的地区，患者疑似以后要等到CDC确诊的时间要两天甚至三天。现在包括湖北在内，基本上都能够及时进行核酸检测，所以积压的疑似患者减少，所以我觉得疑似患者的减少并不能说明什么问题，我们可能现在还是要关注确诊病例的人数。

目前整体的新发确诊患者，主要还是在湖北，湖北以外的地区呈现了比较好的控制迹象。截至2月6日，上海确诊病例大概是250例，对于全国来说应该算是控制得比较好的城市。因为我也参加了上海市防控专家组，我们每天都在线上讨论问题，我觉得未来的两三周，可能是湖北以外地区防控成败的关键时期。因为上海以及其他省市，可谓是全民动员了。在上海，包括社区，基本上发生聚集性发病的机会非常低，现在所有的外来人口都不让进入小区。所有的租客，居委会都会去登记，所有的家庭医生都深入到家庭，了解患者的健康状况，所以真正实现了全民防控。我个人认为，医疗机构，尤其是一些相对来说管理水平不太高的医疗机构，将会在未来成为患者交叉感染的一个潜在的重点区域，要引起我们足够的重视。

还有防控的难度。前几天在央视新闻上，王辰院士也提到了防控的难度，实际上我们也在实践中发现了这个问题。确诊患者核酸检测会是阴性，也就是我们说的假阴性。王辰院士也提到，大概核酸检测的阳性率只有30%～50%，也就意味着有很多患者的核酸检测为阴性，可能医务人员以为这个患者不是新冠肺炎患者，该患者最后却成为社区感染的一个重要传染源。所以对于这部分患者，我们要高度重视。

另外，如果医疗机构在未来两三周能够坚守阵地，我相信湖北以外地区整个的防控局面就会出现一个非常乐观的迹象。那么如果在这两三周，医疗机构成为患者相互交叉感染，甚至医务人员被感染的场所，会大大打击政府和社会对于疫情防控的信心。因为现在基本上政府所有的工作都停下来了,把全部的精力都放在了疫情防控上面。如果在这种情况下,我们还不能控制住疫情的话,政府和社会都会觉得疫情没有办法应对。所以在未来,医疗机构,特别是呼吸科医生,我们有责任坚守阵地。我们还有义务提醒,而且能够主导医院防控措施的到位。所以我觉得这是我们所有呼吸科医生应该担负起的一个责任。

 黎　　健(2月7日)

对传染病来说,无非是隔离传染源、切断传播途径和保护易感者。首先是隔离传染源,对轻症患者、疑似患者、无法排除的发热患者进行隔离治疗,对确诊患者的密切接触者进行隔离留观,目前的难点之一是如何发现和管理无症状感染者,因为他们是潜在的重要传染源。在切断传播途径方面,大家现在也都知道,呼吸道飞沫传播、接触传播是新冠病毒的主要传播途径,那么号召大家在公共场合都要戴口罩,要保持良好的卫生习惯,勤洗手。对于物体表面,像门把手、电梯按钮可以进行擦拭消毒,也建议公共场所停用中央空调,因为新冠肺炎也有可能会通过气溶胶传播。在保护易感者方面,要关注老年人及有慢性基础疾病者、儿童,目前疫苗还需等待,远水解不了近渴,虽然我们已经得到了病毒毒株,但是还是需要进行动物实验和临床实验。

随着各大城市陆续复工,也有很多人从外地返回到北上广工作,其实现阶段更重要的一个工作就是要防范这种输入型病例。

有的患者辗转多个医院就医,其实他很有可能是在这些医院救治过程中受到了人际传播。最近天津也有这样的报道,在商场里出现了聚集性的疫情,一位员工在外地进货时感染了病毒,一个顾客在商店里购物,被员工感染,接着顾客又到另外两个店铺去购物,在3个小时的购物的过程中,就完成了被感染到持续感染另外两个人的过程。这个传播速度其实很快,也说明了新冠病毒的传染能力比较大。

从北京和上海目前的情况来看,我觉得我们的期待还是乐观的,因为从患者的增幅来看,环比增幅是下降的,也就说明我们前一阶段的工作取得了阶段性成效。特别是我们患者的确诊是比较快的,从就诊到确诊,基本上一天就可以得到确诊的结果,这样患者就可以迅速地得到隔离和治疗,可以切断传播。

我觉得关键的一个因素是,我们该如何发现无症状感染者,这是值得我们思考的一个问题。因为患者的家庭成员感染的概率相对高一点,也比较好识别,但对于散落在社会当中的一些无症状感染者,如果不一一进行检测,基本上很难发现。

从上海的情况来看,我注意到上海也有报道,在密切接触者中检出的阳性患者占到了总数的 1/3,所以新冠肺炎的传播是比较复杂的,什么时候我们能够看到疑似患者数持续地下降,我们的疫情就会出现曙光。

R0 其实是基于模型得到的相对科学的估计,但它准确的前提是在于"你能发现所有的患者",轻症、无症状的感染者是没办法发现的,所以 R0 的准确性其实也受到了一定的质疑,但如果要找出所有的无症状感染者,现阶段的人力、物力是没有办法做到的,因为不可能去让所有的人都去做核酸检测,那么现有的条件只可能是对发现的密切接触者进行很好的监测管理,同时也希望大家能够继续宅在家里,或者少外出,能够寄希望于度过病毒的最长潜伏期后,情况可能相对会有所好转。从流行病学角度来说,如果经过一个最长的潜伏期,仍没有新发的患者出现,基本上可以判断这次疫情得到了控制。加强自身的防护,口罩要戴好,另外是少外出,尽量待在家里。这样的话,经过了一个最长潜伏期,再加长一段时间,对于病毒的一个再生、繁殖、传播肯定有很好的控制作用,相对疫情会逐渐得到控制,希望朝着好的方向发展。

 曾 光(3 月 4 日)

因为没有疫苗,也没有治疗的特效药物,唯一可以阻断的就是社会防控,采取严格的防控措施,比如减少人群流动,提倡戴口罩、勤洗手等。如果我们没有采取比如像武汉封城等如此大的防控举措,疫情的严重程度可能远超目前。这就说明我们前段时间的防控效果比较好。中国专家组和 WHO 专家组联合考察,向全世界公布中英文的报告,对于我国的防控经验表达得很清楚。其中特别要提到一点,对于检测而言,不要给检测设置障碍,对存在可能性、怀疑的病例都要做检测。

 王 辰(3 月 8 日)

(背景:方舱医院,很多人描述其为"关键时刻的关键之举",它是我们这次疫情能够得到控制的重要举措之一,发挥了应隔尽隔、应检尽检、应收尽收、应治尽治的重要作用。)

方舱医院全称"方舱庇护医院"。它是中央指导组尊重专家意见的迅速决策,并立刻转化成为有关执行层的现实行动,这是至关重要的。也就是说,想法重要,决策重要,同时一系列坚定有力的执行也至关重要,呼吸学界同道在此付出了大量的努力,无论是医院管理,还是广大医务人员。在方舱里,人们共同在人类抗疫史上写下了很棒的一笔,这很值得我们进一步挖掘它对于未来的意义。

方舱庇护医院,在未来我们国家乃至世界以后再制定有关的建筑建设标准的时候,对一些大型会展中心、体育馆、库房、厂房,可以在建造时就留好接口,同时在接口之外留出一些相应的附属空间,它平时是不用的,但一旦情况需要,就能够迅速地在很短的时间内转化成方舱庇护医院。方舱庇护医院的意义在于:将来在国家应急体系乃至世界应急体系中,它能够迅速提供大容量的医疗床位,能够在短时间建设完成,以低成本建设及运行维护。这种方式有重要借鉴意义。现在中国的情况已经明显好转了,疫情被明显地控制住了。但是,世界上很多国家的疫情还在发展中,在隔离、救治、监护轻症患者方面,"方舱庇护医院"这样的举措对其他国家也有其重要的现实意义。

6. 什么原因导致全球疫情进入了新阶段?

 曾　光(3月4日)

我国的严格防控措施给世界各国争取了很长的窗口期,窗口期应该是在一个月以上。可是现在国外的新冠肺炎流行起来了,从目前的情况来看,我认为还处于早期,早期只是个别国家严重,大多数国家还没有涉及或者刚开始涉及。主要原因是这些国家没有做好应对准备。可以这样说,其他国家看着我国实施各种防控手段,和他们自己实施完全是两回事。我国在疫情下实行各项举措,其他国家可以评论我们,甚至可以指点我们应该如何做或不应该如何做。对于疫情而言,病毒是一样的,但是病毒的流行环境不一样。当疫情真正到了这些国家以后,比如在韩国,这次疫情流行的一个很重要的特点是与宗教活动相关,新天地教会的病例几乎占了一半,甚至在刚开始时占了一半以上,有这么多人出去传播,那么疫情很快就会流行起来。另外,这些国家采取社会动员、采取阻断措施,他们不是不知道该如何去做,我觉得每个国家都有做流行病学的专家,像美国流行病学的实力就非常雄厚,我相信他们非常明白。但是,在美国的政治生态环境下,在他们准备不充分的情况下,不敢像我们这样宣传人人戴口罩。特朗普说"别着急,美国有4 500万个口罩",可是美国有3亿多人口,4 500万个口罩还不够所有人一天的用量。所以他们就根据本国的国情采取一些办法，比如让患者、科室医生、照顾患者的人群先戴上口罩，这样就大大缩减了口罩的使用量，也不会造成抢购危机。我认为每个国家都有自己不同的想法，其实我理解他们是心里都明白，但是在那种社会条件下，他们只能这样做。

7. 从流行病学的角度来说，有可能的病毒变异会不会影响传播？会不会出现二次高峰？

曾　光（3月4日）

近期中科院发表了一篇文章，谈及新冠病毒变异的问题，内容比较新。与WHO宣传的不同，WHO宣传的是至少没有发生显著变异，可是这篇文章中就提到了变异，而且变异还分为L型病毒株和S型病毒株。有关变异的趋势，文中说到威胁比较大的L型在减少，相对传统温和的S型在增加，它解释L型的减少与我们的防控有关。我认为现在这篇文章解释的内容还有待国内外学术界的认可。这篇文章已经发表在《国家科学评论》上，值得我们重视。

一般对于呼吸道传染病而言，像流感的流行就是这样，往往一开始气势汹汹，以后多向相对温和的方向发展。比如2009年的甲型H1N1流感，刚开始墨西哥的病死率确实挺高的，传播性也很强。WHO按照高病死率做出反应，但是随着传播，病死率下降了，传播性依然很强，防不胜防，这就导致了当时很多国家采取缓疫措施。但是这种情况，我想现在还没有理由推广到新冠肺炎上，原因是新冠病毒主要会引发肺炎，引起肺炎就属于比较严重，多数流感不会引起肺炎，只是其中一小部分会发展到肺炎的地步，两种疾病的严重程度是不一样的。目前认为病死率下降为时过早，有一些证据表明在某些国家致病的严重性没有减弱，比如伊朗、意大利的病死率还是比较高的，当然不排除由于检测不够，分子相对准确、分母被大大压缩的情况。因此，从严格意义上讲，现在不能做出新冠肺炎对人体的严重程度已经显著降低的结论。有病死率低的情况，就是因为流动人群中的年轻人首先感染，没有大规模传播到老年人那里，比如传到养老院、老年病和慢性病病房等，如果传染的老年人比较多，那可能就比较可怕了。我们看到了这种传播是哪类人群容易患病，发病的人群构成是我们判断流行严重性的标志。这些事情未改变之前，就希望新冠病毒平和、太平，传播"新冠肺炎对人体的严重程度已经显著降低"这种论调有很大的风险。

8. 流感是如何监测的?

 曾　光(3月4日)

大家都知道流感是个了不得的传染病,把流感作为一个轻的参照。因为流感的传播很难阻挡,流感是全世界唯一一个实行全球性监测的传染病,在中国的监测实验室就有几百家,全世界的监测实验室也非常多,一年365天都在监测。可是过去我国的流感给人的印象并不严重,原因就是我国和美国有一个最大的区别,我们往往把流感的死亡和肺炎的死亡归因于慢性病的死亡,这点在两国的差别很大。

举个例子,与内地市民相比,香港市民接种疫苗的愿望很强。香港有一项包含35 000人的队列研究,科学家们把这些人群分成4组进行观察,第1组同时接种流感病毒疫苗和23价肺炎链球菌疫苗,第2组只接种流感病毒疫苗,第3组只接种23价肺炎链球菌疫苗,第4组两种疫苗都不接种。观察500天后,发现这4组存在显著差距,都不接种的这组65岁以上,至少每个人患有一种慢性病的老年人,比都接种的病死率高35%。这是由于这种研究按ICD-10国际死因分类方法,把流感的死亡和肺炎的死亡从归因于慢性病的死亡中剥离出来了。

9. 在临床与疾控部门的沟通方面,有什么可以改进的?

 曾　光(3月4日)

临床医生希望为公共卫生多做贡献,来解决传染病早发现的问题,我觉得难能可贵。通过新冠病毒的防治,把临床医生和疾控中心的工作人员联系在一起了。虽然过去我有做过9年临床医生的经历,但是自从我从事疾控工作以后,现在已经很少和临床医生坐在一起。我们能看到全国疫情的报告数字,但是看不到报告病例的医生和医院。我刚才说的几次重大公共卫生事件的应对,才是真正的和临床医生一起共同分析研判的时候。通过新冠病毒防治,把我们的心又连在一起了。临床医生一开始的疫情报告值得表彰,他们意识到自己作为中国公共卫生系统的一个重要组成部分,有责任也有义务把这项工作做好。临床医生做好了,我就觉得这就是一种大医精神。换句话说,这些人都是菩萨心肠。

我在职业生涯中有 17 年负责全国传染病的报告、监测和疫情分析,这 17 年中我最大的一个体会是什么呢?临床医生主动要求报告的凤毛麟角,多数情况下,我们还要督促临床医生去报告,现在我们还进行了很多检查,比如漏报检查等应当强调《中华人民共和国传染病防治法》的权威性。

现在是这样,需要分清哪些疫情可以直接报告,哪些不可以。医院可以直接报告法定传染病,法定传染病的报告系统是完全敞开的,直接上报到国家 CDC,报告者所在的省、市、区都能够看到本辖区报告。另外还有一种情况,就是突发公共卫生事件的报告,包括不明原因肺炎的报告,这种报告往往需要先上报到当地的疾控部门,当地的疾控部门需要请示当地的卫生行政部门能否报告。

10. 开发新的系统是否有助于提高疫情的早期预警?

 曾 光(3 月 4 日)

我认为这不是开发新系统的问题,现有的系统够用,开发新的系统也会有阻力。关键是改变人的意识,加强法制,对违反《中华人民共和国传染病防治法》的人要进行惩处。临床医生一般是向医院报告,医院向当地卫生行政部门报告,也可能会向所在的疾控中心报告,更多的可能是向当地的卫健委报告,往上报告的渠道应该是通畅的。

我们经历过 SARS 疫情,这之后我国很多能力都有所提高,比如现场流行病学调查能力的提高。实际上临床医生也了解做流行病学的人都做了哪些事情,但无论是中国 CDC 还是美国 CDC 的工作人员,都不应该随便讲话,所以并不是每个专家组去疫情地发现问题后就要向社会公布,他应向他的上级部门进行报告。我们对流行病学做了大量的调查,并且很快取得进展,包括潜伏期的问题、对疾病整体的认识、如何开展监测等。另外,华南海鲜市场非法贩卖野生动物的事情,国家疾控中心调查组打开冰箱,发现有非法的野生动物,因此建议当地立即封闭;现在也采集并分离到病毒了。1 月 3 日国家卫健委就将有关情况通报给 WHO。我们也研究出基因序列,之后试剂盒很快散发了出去。还有,我觉得在病原学上有进步,在临床上也有很大的进步,目前为止,我们与时俱进,国家卫健委发布了《新冠肺炎诊疗方案(试行第七版)》和《新冠肺炎防控指南(第六版)》,十分有效率,并且很负责任,每版诊疗方案都是有道理的。

我们有预案,有人员培训,实验室能力提高了,临床医生的水平也提高了,这是客观的,但某些关键环节还需要打通,SARS 防治的经验没有得到充分借鉴。这次新冠肺炎结束后,应该认真反思防治过程中暴露的相关问题,使相关经验和教训得到总结和流传。

11. 在疫情早期,为什么要核酸检测阳性才能收治并集中管理患者?而不是沿用 SARS 时的经验,即临床确诊就隔离收治?

曾 光(3 月 4 日)

实际上最早发现 SARS 疫情应该是 2002 年年底,一开始也没有扩散得很快,真正的第一个高峰是在广东形成的,之后在北京形成第二个高峰,北京的第二个高峰比第一个高峰要严重得多。一开始是与 SARS 的疾病特点有关,SARS 的界面很清楚,谁是感染者,而且感染者的传播链也非常清楚。我的团队主要负责中国现场流行病学培训项目,率先做现场流行病学调查培训,我带领我们没毕业的第 1 期和第 2 期学员参战,他们就去做了传播链的调查,通过传播链调查,对疾病的认识才逐步清晰,比如病毒一代一代如何传播、潜伏期有多久、什么时候传染、什么时候不传染,给国家防控提供了非常重要的信息。但是后来北京发生了医院感染,医院没有足够的病房来收治患者,把患者都收治到病房之外临时建立的病房,一些办公室、观察室,甚至是锅炉房、洗衣房都收治了患者。这个问题非常严重。这次在武汉则看不到这种情况,都已经改进了。2003 年千钧一发的问题就是在收治患者方面,所以我们当时建议立刻封闭医院,建立小汤山医院。那时候我们苦于没有诊断试剂,医务人员非常希望有诊断试剂,直到2003 年 5 月份才获得。

我 1 月 9 日到达武汉时,当地卫健委就提到,在几百名密切接触者中没有发现二代病例,搞不清楚哪些患者是一种新的病毒性肺炎,哪些是季节性流行的病毒性肺炎,本省临床医生认为症状严重性非常相似。当时我建议他们必须迅速获得诊断试剂,迅速查清楚,这是一开始就提出的现实问题。后来得知1 月 11 日检测试剂就开始使用了,这对防治的意义很大。所以有核酸检测是很重要的,要是没有核酸检测,会有更大的困惑,有了核酸检测后就可以更早检测出来。

有一点必须强调,不管有没有病原学诊断,首先应该对患者进行严格隔离。举一个例子,2005 年我国西南地区发生过原因不明的肺炎的流行,1 个人传染了

4个人,当时不知道病原体,国家派了两批专家做病原体检测也没弄清楚,后来让我们参战。我觉得当地隔离做得比较好,不管怎样,先隔离起来。那时候应该设立了三道封锁线,隔离起来慢慢再弄清楚病原学。后来我们明确了这个不明肺炎,实际上就是肺鼠疫,症状不典型,但是也在传播,与传统的原发性肺鼠疫的症状不太像,把它诊断清楚也不容易,在实验室已具备相关诊断条件的情形下,也迟迟未能发现抗体,流行病学史也不典型,没有发现暴露史,当地也不属于疫源地,诊断确实困难。后来在我们的坚持下,到第 16 天时,才发现了抗体,之后才又开始进行流行病学调查。该案情况复杂,但是措施做得很好。

12. 从疾控的角度,临床医生如何参与抵御一个新发的或者再发的呼吸道传染病?

曾　光(3 月 4 日)

首先,根据我的经验,有时候我们总在观察一个病毒,看它是否变异,对这个病毒做各种预测,可是往往不知道下一个变异在哪里。这就像守株待兔,一只兔子撞到树上了,我们总盯着这一棵树,兔子还会不会往上撞,实际上以后可能撞的不是兔子,也许是一头鹿或者一只山羊,可能撞到的不是树,而是石头。我们很难预测下一个疾病是什么,在何时何地流行。关键是,人类还没有能力靠预测来判断,我觉得现在要现实一点,应该是立足于早发现,不管是什么疾病发生在什么地方,我们能够早发现、早认识、早控制,都应该有这样的心态。另外,不管是哪种疾病,可能呼吸与危重症医学科相对其他学科承担的分量比较大。

同样,我担心现在这种状态会不会已经影响到计划免疫工作了,计划免疫中有很多控制的疾病都是呼吸道疾病,像麻疹、白喉、百日咳等,这些疾病不及时开展预防接种是很危险的,如果真的发生了病毒流行,我认为可能造成的损失比较大。所以疾控这项工作也是恢复医疗秩序的重要组成部分,千万不能大意。另外,如果医疗秩序不恢复,有些慢性病患者就医就比较困难,部分患者会犹豫是否去医院看病,可能导致病情加重,甚至导致死亡,我觉得也许这种死亡的数量比新冠病毒感染导致的死亡人数量还要多。

接种流感疫苗非常重要。遗憾的是我们国内疫苗接种率一直很低,虽然这次韩国对新冠病毒流行失控,但是韩国的流感疫苗接种率在世界上都是领先的。

虽然接种流感疫苗没有挡住这次新冠肺炎的流行,但是至少有一个好处,它使合并流感感染的概率降低了,也好鉴别诊断。现在还有其他的疫苗可以接种。我觉得现在疫苗接种的种类越来越多,也涉及一个问题,我希望能够研究出更多的多价疫苗,比如新冠病毒疫苗能否和流感疫苗组合在一起,我认为这样挺好的,多价疫苗可以减少接种次数,现在也有一些这样的疫苗,比如五联疫苗等。多增加这样的多价疫苗,以后的优势就会体现出来。

13. 如何解读《医疗机构内新冠肺炎预防与控制技术指南》?

 吴安华(3月3日)

《医疗机构内新冠病毒感染预防与控制技术指南(第一版)》(以下简称《指南》)于今年1月22日由国家卫健委颁布。《指南》分为四部分,第一部分是基本要求,对医疗机构内新冠病毒感染预防与控制提出10点基本要求:

(1)制定应急预案和工作流程。各医疗机构都要制订针对新冠肺炎的应急预案工作流程,如有病例区县,应急预案就定为工作流程,要考虑怎么应对传染病。

(2)开展全员培训。包括高风险科室医务人员,也包括非高风险科室医务人员。除医务人员之外,还包括管理人员、后勤支持人员,以及物业保洁人员等,要进行全员培训。这些人员都要清楚工作预案或工作流程,应该怎样预防控制这种传染病。需要强调的是,非高风险科室尤其不能掉以轻心、置身事外,必须保持高度警惕性,做好标准预防。

(3)做好医务人员防护。在制订该方案时,已发现有一部分医务人员出现感染,且与诊疗操作和医院有关,所以特别强调医疗机构应当规范消毒隔离和防护工作,储备防护用品。《指南》特别强调在严格落实标准预防的基础上面强化接触传播、飞沫传播和空气传播的感染防控。由于当时大家对于传播途径不是十分了解,所以给出一个要求:全面防护。强调要正确选择和佩戴口罩,手卫生是感染防控的关键措施。为什么强调正确选择和佩戴口罩,强调手卫生是感染防控的关键环节?因为它是一个呼吸道的传染病,是通过呼吸道传播为主要传播途径。作为呼吸道传染病,新冠病毒必须进入呼吸道才能造成感染。要进入呼吸道必须通过口和鼻吸入,包括飞沫,也包括气溶胶。口罩是拦在口鼻前面的一道屏障,一道防火墙,还有什么比口罩重要?强调它可以通过密切接触传播,所以手卫生也特别重要。《指南》还特别强调了包括在日常生活、工作中都要做好手卫生。这两个措施是防控的关键措施,适合于所有人,是防控措施中的硬核。

(4) 关注医务人员健康。关注医务人员健康,要避免医务人员过度劳累。①应合理调配人力资源和班次安排,避免医务人员过度劳累。劳逸结合,要休息好,保证足够的睡眠时间。在新冠肺炎疫情期间,除了应对疫情比较辛苦,其他事情尽量少做或者不做,保证足够的休息时间和睡眠时间。②提供营养膳食,增强医务人员免疫力。为医务人员提供合理的营养膳食,增强医务人员的免疫力。强调吃饱,尽量吃好。在新冠肺炎疫情期间,医务人员很辛苦,劳动强度大,所以一定要保证强健的体魄,此时千万不能减肥瘦身。③针对岗位特点和风险评估结果,开展主动健康监测,包括体温和呼吸系统症状等。注意预防感冒,预防其他的感染,增强体质,出现发烧咳嗽,有可能出现新冠肺炎的感染,要特别警惕,采取多种措施,保证医务人员能够健康地为患者提供医疗服务。但一旦有人出现发热咳嗽等症状,必须及时就诊,该怎么办就怎么办,绝不可带病坚持工作。④采取多种措施,保障医务人员健康地为患者提供医疗服务。

(5) 加强感染监测。做好医务人员感染的监测,包括体温监测,同时也要做好患者感染的监测。

(6) 做好清洁消毒管理。①按照《医院空气净化管理规范》,加强诊疗环境的通风,有条件的医疗机构可进行空气消毒,也可配备循环风空气消毒设备。②严格执行《医疗机构消毒技术规范》,做好诊疗环境(空气、物体表面、地面等)、医疗器械、患者用物等的清洁消毒,严格患者呼吸道分泌物、排泄物、呕吐物的处理,严格终末消毒。

最近发布的 89 号文件,要求依法依规开展消毒工作,要求采取科学消毒措施,精准施策、科学消毒,真正做到切断传播途径,控制传染病流行。在什么情况下要加强消毒? 如高频接触物体表面、手卫生等。

新近有文件提出,要防止过度消毒,现在有的医院、单位、公共场所都存在过度消毒现象,这样不仅不能增加消毒效果,还会危害健康。

(7) 加强患者就诊管理,避免就诊时的交叉感染。

(8) 加强患者教育,主要是健康教育,尤其是口罩使用与手卫生,不扎堆聚集。

(9) 加强感染暴发管理。

(10) 加强医疗废物管理。

在医疗废物管理中,隔离病区医疗废物会明显增加,我们每天脱下的口罩、手套、鞋套、帽子都成为医疗废物,脱下的隔离衣、防护服同样也是医疗废物,所以要把它放置好,不要造成医疗废物遗撒情况。

在重点部门管理方面,主要讲了四个部门。第一个部门是发热门诊。在发热门诊主要是强调标准预防,强调手卫生,强调及时发现(诊断)病例,强调发热门诊的布局流程和分区、通风。第二个是急诊科,急诊科除布局流程分区通风外,主要强调两点:第一点是预检分诊,要尽量将发热患者引导到发热门诊就诊;第二点是在急诊科强调标准预防。第三个是普通病房,最重要的是标准预防。标准预防中值得我们注意的,第一点是医务人员一定要按照前面所讲到的,正确佩戴口罩和做好手卫生;第二点是要及时发现患者。因为如果标准预防做得不好,医务人员很有可能成为密切接触者或者是感染者。第四个是隔离病区。隔离病区收治疑似或确定新冠肺炎患者,建设布局分区通风和工作流程特别重要。第一点要看有无三区划分,清洁区、潜在污染区和污染区三区之间有无实质性的屏障,有无门,有无两通道,有无医务人员通道和患者的通道,气流组织是否由清洁区流向污染区。同时要注意防护用品的配备,假如有负压病房,负压病房应该符合有关的规定。在隔离病区里强调两点:第一点,疑似病例必须单人单间隔离;第二点,确诊的患者可以多人一间。

穿戴防护用品和脱摘防护用品时要有流程和镜子,同时以人为镜,互相监督、互相挑毛病、互相指导,共同提高,合理防护。

14. 当新发的呼吸道传染病来临时,如何防止医护人员感染,做好医护人员防护?

蒋荣猛(2 月 1 日)

我可以给大家介绍一下我自己在武汉的工作经历。武汉的发热门诊我都去过,也去过大家在视频中看到的特别拥挤的场景。我就只戴了一个外科口罩,到现在也没被感染。这说明新冠肺炎肯定是不会通过飞沫飞进眼结膜这种途径感染的,但是飞沫近距离接触是可以传染的,所以人和人之间要间隔一米以上距离。在进行医疗操作的时候,采样、吸痰、气管插管,这些途径肯定是近距离接触,患者的飞沫可能会出来,确实有感染的风险,但是我们只要做好了防护措施就没问题。日常操作如采血、护理记录时,没必要担心飞沫能飞到眼睛造成感染。

接触传播中很重要的是通过手的间接接触来传播。有时候一些医务人员戴着手套不注意，手套可能戴一上午，他去摸门把手、心电监护仪的按钮、呼吸机的按钮，就把病毒传到这些按钮上，其他人再去触摸的时候，就会通过手来进行传播。所以大家要注意，不洗手就不要随便去触摸自己的口腔、鼻子和眼睛这些黏膜部位，这点特别重要。从医院感染来讲，不洗手绝对不可以去触摸其他的物体表面，尤其是在清洁区、生活区的这些物体表面。一定要跟大家强调，正确佩戴口罩；洗干净手；保护好分区，有清洁区、半污染区和污染区，绝对不可以把清洁区污染，分区之间有门，这个门进出要随时关闭。如果清洁区污染了，那就可能有感染的风险。

 吴安华（3月3日）

已有不少医务人员感染了新冠病毒，全国统计结果超过3 000人，确诊人数超过2 000人，这些感染主要发生在早期。而早期感染有多种原因，比如对这种新传染病疾病的认识不够，未能早期识别感染，医务人员防护知识掌握不够，防护用品使用不当，工作忙碌辛苦，等等。前期感染的医务人员中，有的是社区感染，比如来自家庭聚集性感染，有的来自社区其他环境，其中也有一些是医院内感染。所以，要特别重视防控医务人员感染，保证医务人员健康，保护医务人员的战斗力。

如果医务人员有畏寒、发热情况，一定要及时休息，及时就诊，不要到病房去，不要坚持上班，不要带病工作，不要把感染传给患者或同事，比如说普通感冒、甲型流感、腺病毒感染，或者是多重耐药菌感染等。

以下这些事项需要引起注意：①行为隔离与防护用品的配备同等重要甚至更重要，必须注意细节；②不同区域穿戴和脱摘不同的防护用品，穿着污染衣物不能乱走，各区门的管理非常重要；③防护用品穿脱流程要上墙，要配置穿衣镜；④手卫生特别重要，速干手消毒剂量要够，揉搓完方干，出病区和吃饭前记得洗手，不要随意用手接触颜面部、鼻、口和眼；⑤戴口罩很重要，佩戴防护口罩一定记得做密合性试验，不同区域穿戴不同的口罩，防污染；⑥开窗通风非常重要。

 曾 光（3月4日）

通过新冠肺炎的防治，我认为对临床医生，特别是对于综合医院的医生而言，要注意平时养成防范意识。另外，临床医生和疾控中心工作人员共同参加一些公共卫生疾病预防的调研工作好处很多,希望每个人在工作中都有以预防为主的意识。比如可以针对自己所在领域发生的疾病,在给患者一张处方的同时,也给他一张传单,上面有关注意预防事项。如果大家都这样做,中国公共卫生的明天就大不一样了,因为患者最相信医生,医生都加入了,我觉得中国公共卫生就往前迈了一大步。

15. 医务人员如何使用防护用品?

 黄　怡(2月2日)

　　医院内感染暴发、大量的医护人员被感染,这种现象和社区感染暴发有关,但和院感防控没有做好也有关。所以最近我最关注的问题就是医护人员该怎样做好防护、避免院内感染,因为这样既是保护自己,也是为了更好地保护我们的患者。1月26日,国家卫健委发布了《新冠病毒感染的肺炎防护中常见医用防护用品使用范围指引(试行)》(以下简称《指引》)。这里就讲到,平时大部分的医院,特别是一些感染患者不多的科室,对"院感防护"可能不太关注,但这次新冠肺炎的爆发流行以后,现在有两种倾向,一种就是极度的恐慌,包括医护人员过度紧张;另一种极少数人还是有点不在乎,近期各省市逐渐开始复工以后,医院面临收治患者的需求和压力,这是我们特别担心的问题。

　　实际上现在除了呼吸重症科、感染科的医生以外,大量的非感染专业医生,包括部分呼吸科医生本身,对防护用品的选择和使用未必非常熟悉,所以我觉得为了更好地保护医护人员,避免发生医院感染和交叉感染,我们强调要做好双向防护,即既要避免医护人员受到感染,也要避免患者的交叉感染。《指引》中专门对一些防护用品的类别、标准以及使用和处理的一些方法进行了明确规定,如表5-1所示。

表5-1　常见医用防护用品类别、标准、使用及处理

防护用品类别	详情	使用和处理
1. 口罩		
医用外科口罩	YY0469-2011	医用,一次性使用
医用防护口罩	国内符合 GB19083-2010 要求的医用防护口罩,或 3M 的 1860 型和 9132 型	医用,一次性使用

（续表）

防护用品类别	详情	使用和处理
N95 口罩 （同 KN95）	符合 GB2626 - 2006 型号： 9501，8210，9502 ＋，8810， 8110s 等	不带呼吸阀的可用于家用或无液体喷溅风险时医用，或者在 N95 口罩外叠加一个防护面屏使用 不建议使用带呼吸阀的口罩（仅能保护自己，不能保护他人）
其他口罩	FFP2 或 FFP3 级别	工业用，可用于家用或无液体喷溅风险时医用，或者在 FFP2 或 FFP3 口罩外叠加一个防护面屏使用
2. 防护服	符合 GB19082 - 2009 的要求	一次性使用，需防渗透
3. 防护眼罩	无相关标准，主要防护眼睛	护目镜：先 1 000 mg/L 的含氯消毒液浸泡 30 分钟，再送至消毒供应中心消毒
4. 防护面屏	无相关标准	一次性使用，可重复使用的高水平消毒

我们可以看到，最近比较强调的是医用外科口罩、医用防护口罩和 N95 口罩，现在公众媒体传播得很快，都知道医护人员的防护用品是供应不足的，各方热心人士也有很多捐献，但我注意到现在有一些捐献、调配来的口罩其实并不符合医用防护口罩的标准，在收治确诊或疑似患者的高风险区域是不能使用的。

能够达到医用防护级别的口罩，特别在飞沫传播的传染病面前，首先"表层防水"很关键。一般防雾霾、防粉尘的口罩表层防水功能比较差。另外还要关注它的过滤功能和密封性能。所以综合这几点来看，现在我们的《指引》都主张，如果有条件的话，患者尽量用医用外科口罩；如果医护人员进入隔离区收治确诊患者的话，一定要选用医用防护口罩。

防护服同样也要强调要防渗透性。必要的时候可能需要双层保护，最新的研究提示新冠病毒的传播途径除了飞沫、接触以外，还有粪口传播的可能性，这样的话对防护的要求就更高了，因为可能有气溶胶传播，所以在高风险区域一定要全立体的、全方位的防护，包括眼罩、面屏等。我们的医护团队经过 SARS、埃博拉等疫情的考验，有大量储备的经验可以引用。

尽管目前的物资缺乏，但应当合理调配资源，即使是在这种困境下，一线医护人员的安全必须放在第一位。也要防止过度紧张、过度防护，无谓地消耗一些防护用品。

另外,也要禁止戴着医用防护口罩离开上述工作区域。我们很多医护人员还是非常年轻,没有经历过很严格的传染性疾病方面的培训。在仓促上阵的情况下,特别容易犯一些低级错误。所以我们也推荐要有经验的医护人员、感控人员做全程的督导,为了节省资源的同时减少职业暴露风险,这些督导不一定需要在身边现场盯着,建议采取现代化的信息手段(如视频监控)来发现错误,及时纠正。

 迟春花(3月2日)

基层医务人员做好防护非常重要,不仅是因为医务人员的生命非常珍贵,更是因为只有医务人员自己做好了防控,保持身体健康,才能保护更多的人。我们要根据自己所在的岗位来评估低风险操作、中风险操作和高风险操作,这样才能够根据风险的分级正确选用防护用品。高风险操作需要比较高级别的防护用品。高风险操作就是指接触血液、体液、分泌物等喷溅或可能产生气溶胶的操作或者手术等,比如给患者做气管插管、气管镜的操作,采集咽拭子、吸痰、口腔护理等,都属于高风险操作,这样的岗位需要最高级别的防护。大家从电视上都能看到隔离病房的医务人员穿着防护服、隔离衣、医用防护口罩、工作帽、防护镜等,这些医务人员要非常规范地穿戴好这些防护装备,才能更好地保护好自己和其他人。中风险操作就是指直接接触患者,但是不进行上述高风险操作,中风险操作包括查体、注射、穿刺等,医务人员的防护要有工作服、隔离衣,佩戴医用外科口罩或者医用防护口罩,包括医用 N95 口罩、工作帽、护目镜等。低风险操作指不直接接触患者,与患者存在一定的距离,但是有间接接触到一些物品的可能。比如:仅仅是给患者开处方,或者是我们接诊后进行问诊(不需要查体),因为与患者存在一段距离,所以采取相对来说不用那么高级别的防护。大家要根据自己所在的岗位来判断风险级别,然后采取相应级别的防护。

 吴安华(3月3日)

要防止医务人员防护不足。大家可以考虑,在我们和新冠肺炎作斗争的过程中,防护不足方面有什么表现? 一方面,比如说没有足够的负压病房,这是一个我们直到现在都没有解决好的问题,以后大家可能要考虑准备建设负压病房,这次雷神山、火神山都是负压病房;另一方面,操作可能有不足,正确使用方面有不足,如虽然戴了防护口罩,但未做密合性试验。同时也要考虑有没有防护过度的情况。医务人员个人防护方面,本来使用防护服或隔离衣即可,在使用防护服后,在某些情况下才需要加隔离衣。比如做一个操作可能把防护服污染,又不太愿意去更换防护服,或者是不方便,可以在外面加一个隔离衣。如果污染了,就把隔离衣脱掉即可,现在变为防护服。常规加隔离衣显然是不当和多余的,是一种浪费。其实对于医务人员来讲,为了保证安全,怎么防护都不为过,前提就是防护有效、安全。假如有过度防护这些情况,第一,它不能保证效果,甚至会降低防护效果;第二,可能带来一些不安全因素。

○ 16. 医护人员如何正确使用口罩?

 黄　怡(2月2日)

我们在发热门诊里已经遇到确诊病例,所以已经提高了防护等级,开始采用医用防护口罩了,特别在隔离病区、重症监护病区,或是在进行采集呼吸道标本、气管插管、气管切开、无创通气、吸痰等可能产生气溶胶的操作时,都要佩戴医用防护口罩。注意要定期更换(一般4小时更换1次),特别是有明显的污渍、水渍时,或是有患者的分泌物喷溅到口罩表面时,一定要及时更换(见表5-2)。

表5-2　医用口罩使用范围及注意事项

防护用品	使用范围	注意事项
外科口罩	● 预检分诊 ● 发热门诊 ● 全院诊疗区域	● 需正确佩戴 ● 污染或潮湿时随时更换
医用防护口罩	● 发热门诊 ● 隔离留观病区(房) ● 隔离病区(房) ● 隔离重症监护病区(房) ● 进行采集呼吸道标本、气管插管、气管切开、无创通气、吸痰等可能产生气溶胶的操作时 ● 其他区域和在其他区域的诊疗操作,原则上不使用	● 一般4小时更换 ● 污染或潮湿时随时更换 ● 禁止戴着医用防护口罩离开上述区域

 吴安华(3月3日)

强调口罩的佩戴。我们在和新冠肺炎斗争的过程中,使用的口罩主要是两种,第一种是医用外科口罩,第二种是医用防护口罩。不管是医用外科口罩还是医用防护口罩,正确佩戴特别重要。假如佩戴不正确,医用外科口罩和医用防护口罩都不能发挥作用,戴了也等于没有戴,就会造成感染。所以我们要想,怎样把外科口罩戴好,怎样把防护口罩戴好(见图5-2)。

如图5-3所示,这是佩戴医用外科口罩的方法,医用外科口罩能阻止 5 μm

◻医用外科口罩的佩戴方法

· 将口罩罩住鼻、口及下巴, 口罩下方带系于颈后,上方带系于头顶中部

· 将双手指尖放在鼻夹上, 从中间位置开始, 用手指向内按压,并逐步向两侧移动, 根据鼻梁形状塑造鼻夹

· 调整系带的松紧度

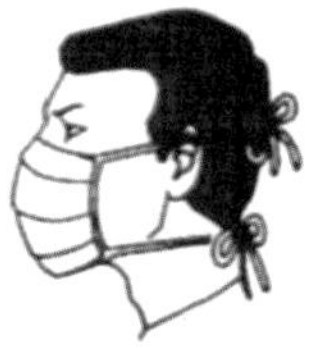

注意事项:

❖**不应一只手捏鼻夹**

❖**外科口罩一次性使用 (有效防护时间4小时)**

❖**口罩潮湿, 受到患者血液、体液污染后, 应及时更换**

▲ 图 5-2　医用外科口罩的佩戴方法

一手托住防护口罩, 有鼻夹的一面背向外

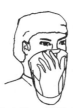

将防护口罩罩住鼻、口及下巴, 鼻夹部位向上紧贴面部

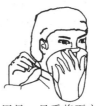

用另一只手将下方系带拉过头顶, 放在颈后双耳下

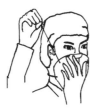

再将上方系带拉至头顶中部

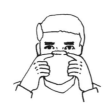

将双手指尖放在金属鼻夹上, 从中间位置开始, 用手指向内按鼻夹, 并分别向两侧移动和按压, 根据鼻梁的形状塑造鼻夹

▲ 图 5-3　医用防护口罩的佩戴方法

以上的颗粒，所以它能够防止飞沫传播，假如戴得不好，它就不能够预防飞沫传播。医用外科口罩一次性使用，有效防护时间 4 小时，稍微延长一点也没关系，但不要延长太久。如果口罩被污染，须及时更换。

这是佩戴医用防护口罩的方法，这 5 个步骤我们大家都会操作。但是做到这 5 个步骤还不够，这只能说我们把口罩戴上了，口罩是不是戴好了？现在还不知道。

所以，第 6 步是必不可少的。第 6 步就是我们每次佩戴医用防护口罩，都应该按照图 5-4 所示进行密合性检查。假如我们把口罩戴上去了，但是没有戴好，尽管这个口罩它能够阻止 $0.3\ \mu m$ 颗粒进去，但又在别的地方有漏气，$3\ \mu m$、$10\ \mu m$，甚至 $30\ \mu m$ 的颗粒都会进去，那就完全不能发挥作用，等于没有戴防护口罩，所以密合性检查特别重要。

• 注意事项：

❖ 不应一只手捏鼻夹

❖ 每次佩戴医用防护口罩应进行密合性检查。检查方法：将双手完全盖住防护口罩，快速的呼气，若鼻夹附近有漏气应调整鼻夹，若漏气位于四周，应调整到不漏气为止

• 密合性检查

➢ 用力呼气，呼吸器内部正压= 无泄漏，如果有泄漏，调整位置并拉紧呼吸器的带子，然后重新测试

➢ 重复操作直到呼吸器的密封性达到要求

➢ 深吸气，如果没有泄漏，负压会使呼吸器贴向你的面部，泄漏将导致空气通过密封的空隙进入

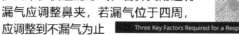
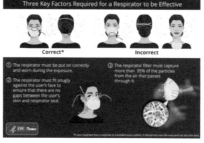

▲ 图 5-4 医用防护口罩的佩戴方法

（右下图片来自美国 CDC 网站，www.cdc.gov）

有个别医务人员在戴医用防护口罩的时候，在里面先戴一个外科口罩再戴医用防护口罩，这是不允许的。为什么呢？因为这个时候它会降低防护口罩的效果，它影响我们戴防护口罩的密合性。如果离开污染区的时候，希望防护口罩还能用一段时间，这往往都是医生查完房的时候，或是在潜在污染区还需要戴医用防护口罩的时候。可以戴一个外科口罩在防护口罩的外面，等离开污染区的

时候就把外科口罩拿掉,再继续使用里面的防护口罩,只是在这种情况下需要双层口罩。如果不是这种情况,就不需要在医用防护口罩外再戴外科口罩。摘口罩之后须做手卫生。

摘防护口罩的方法如图5-5所示。

不要接触口罩前面（污染面）

先解开下面的系带,
再解开上面的系带

用手仅捏住口罩的系带
丢至医疗废物容器内

实施
手卫生

图5-5　摘除防护口罩的方法

 17. 手卫生怎样做才是正确的？

迟春花（3月2日）

所有的临床岗位都要注意手卫生,戴手套不能取代手卫生。我比较详细地讲述一下,因为不一定每个医生都特别清楚手卫生。手卫生是洗手、卫生手消毒和外科手消毒的总称。医务人员洗手和老百姓洗手的概念差不多,但是医务人员洗手一定要认真地用肥皂或皂液和流动水洗手,去除手部皮肤污垢、碎屑和部分致病菌。卫生手消毒是一个专有名词,是指医务人员使用速干手消毒剂揉搓双手,以减少手部暂居菌的过程。卫生手消毒和洗手都要有一定的时间,用六步洗手法或者七步洗手法,每一个部位都要做到位,而且每个部位应该洗15秒。外科手消毒是指医务人员在外科手术前用肥皂（液）或抗菌皂（液）和流动水洗手,再用手消毒剂清除或杀灭手部暂居菌、常居菌的过程,外科医生需要在手术前采取这样的措施。

医疗机构应设置与诊疗工作相匹配的流动水洗手和卫生手消毒设施。有条件的医疗机构在诊疗区域均应配备非手触式水龙头,配备干手器或一次性使用擦手纸巾。医务人员在直接接触患者前后、暴露患者体液风险后或者接触患者周围环境及物品后都应该进行手消毒。

速干手消毒剂是用于手部没有肉眼可见的污染;洗手是用于手部有血液或者其他液体等肉眼可见的污染;先用流动水洗手,然后再用速干手消毒剂,适用于接触传染病患者的血液、体液和分泌物,接触被传染性致病微生物污染的物品后,或者直接为传染病患者进行检查、治疗、护理处理传染患者污物之后。所以手卫生非常重要。

 吴安华(3月3日)

手卫生方面要强调的是,在此次传染病发生期间,手卫生的指征有所增加。特别强调在公共场所、医疗场所,如果要用自己的手接触自己身体的任何部位,都要做手卫生。便后要做手卫生大家都坚持得比较好,其实便前也要做手卫生,这是需要加强的。手卫生的基本方式是:要么用流动水和洗手液洗手,要么用速干消毒液擦手。需要强调的是,当用流动水和洗手液洗手时,一定要保证40秒左右时间,不能几秒钟就洗完,这样洗不彻底,一定要保证40秒左右。当用速干消毒剂擦手时,一般能够坚持15～20秒,但此时最容易出现的问题是取的手消毒液太少,还没有做完六步搓揉,手消毒液已经干了,这时再搓揉就毫无效果。所以,要保证取足够量的手消毒液。

18. 关于手套的使用

 黄　怡(2月2日)

手卫生方面我们已经一讲再讲了,这里再谈一下戴手套的问题,一些高危区域最好戴外科手套。一般的检查手套相对容易破损,而且不容易固定,当我们进入这些特殊区域时,建议佩戴2层甚至3层,还要非常强调一点,戴手套不能替代手卫生!脱掉手套和脱卸防护装备时,每一步、每一层之间都要做手卫生(见表5-3)。

表 5-3　医用手套的使用范围及注意事项

防护用品	使用范围	注意事项
乳胶检查手套	○ 预检分诊 ○ 发热门诊 ○ 隔离留观病区（房） ○ 隔离病区（房） ○ 隔离重症监护病区（房）	○ 需正确穿戴和脱摘 ○ 注意及时更换手套 ○ 禁止戴手套离开诊疗区域 ○ 戴手套不能取代做手卫生
速干手消毒剂	全院医务人员在所有诊疗操作过程中，手部未见明显污染物时均应当使用 以下场所必须配备使用含乙醇或其他脂溶性消毒剂 ○ 预检分诊 ○ 发热门诊 ○ 隔离留观病区（房） ○ 隔离病区（房） ○ 隔离重症监护病区（房）	

 吴安华（3月3日）

　　如何理解戴手套不等于洗手？意思就是摘手套之后必须洗手。乳胶手套最忌讳的是什么？就是戴了手套之后到处跑，跑去不该去的地方，摸了不该摸的地方，这就会造成污染的扩散。

19. 关于护目镜和防护面罩/防护面屏的使用

 黄　怡（2月2日）

　　护目镜和防护面罩/防护面屏的应用，在做有体液、血液等喷溅的操作时都是非常需要的（见表 5-4）。

表 5-4　护目镜的使用范围及注意事项

防护用品	使用范围	注意事项
护目镜	○ 隔离留观病区（房） ○ 隔离病区（房） ○ 隔离重症监护病区（房）	○ 禁止戴着护目镜离开上述区域 ○ 如护目镜为可重复使用的，应当消毒后再复用

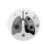
（续表）

防护用品	使用范围	注意事项
	● 采集呼吸道标本、气管插管、气管切开、无创通气、吸痰等可能出现血液、体液和分泌物等喷溅的操作时 ● 其他区域和在其他区域的诊疗操作原则上不使用护目镜	● 消毒方法：先用 1 000 mg/L 的含氯消毒液浸泡 30 分钟，再送至消毒供应中心消毒
防护面罩/ 防护面屏	● 诊疗操作中可能发生血液、体液和分泌物等喷溅时使用	● 如为可重复使用的，使用后应当消毒方可再用； ● 如为一次性使用的，不得重复使用 ● 护目镜和防护面罩/防护面屏不需要同时使用 ● 禁止戴着防护面罩/防护面屏离开诊疗区域

 吴安华（3 月 3 日）

护目镜是保护我们眼睛的，用于保护眼结膜，一般接触疑似或确诊新冠肺炎患者时，防目镜、防护面屏也不是必须的。但是，如果存在有可能喷溅这样的一些操作，或者采咽拭子的时候就必须戴，而且必须戴好。护目镜一般是可以重复使用的，关键的问题是，第一，我们要保证消毒符合要求；第二，要禁止戴护目镜离开这些需要戴护目镜的地方，这是我们需要注意的，比如说在重症监护病房、隔离病区、采集标本、气管插管、气管切开的时候必须戴，而且一定要戴好。关于防护面屏和防护面罩，要强调的是，护目镜和防护面屏、防护面罩不需要同时使用，只要使用其中一样就可以了，同时我们戴着护目镜、戴着防护面屏也不能离开诊疗区域。

20. 关于隔离衣和防护服的使用

 黄　怡（2 月 2 日）

在隔离衣、防护服方面，应根据不同工作环境暴露风险分层决定。穿戴的技巧，特别是脱的技巧非常重要，脱比穿更重要，如何规范地脱、防止在脱的过程中污染非常关键（见表 5－5）。

表5-5 隔离衣的使用范围及注意事项

防护用品	使用范围	注意事项
隔离衣	● 预检分诊、发热门诊使用普通隔离衣 ● 隔离留观病区(房)、隔离病区(房)和隔离重症监护病区(房)使用防渗一次性隔离衣 ● 其他科室或区域根据是否接触患者使用	● 一次性隔离衣不得重复使用 ● 如使用可复用的隔离衣,使用后按规定消毒后方可再用 ● 禁止穿着隔离衣离开上述区域
防护服	● 隔离留观病区(房)、隔离病区(房)和隔离重症监护病区(房)使用 ● 其他区域和在其他区域的诊疗操作原则上不使用防护服	● 防护服不得重复使用 ● 禁止穿着防护服离开上述区域

其他人员如物业保洁人员、保安人员等需进入相关区域时,按相关区域防护要求使用防护用品,并正确穿戴和脱摘

 吴安华(3月3日)

隔离衣大家都很熟悉,如果有洗手衣,一般来讲就不需要在里面再穿隔离衣。现在防护服大家都比较熟悉,它的防护效能和防护面积都要优于隔离衣。我们要掌握防护服的穿脱方法,也要注意不要穿着医用防护服离开隔离病区。另外,鞋套也应在规定区域使用,从潜在污染区进入污染区时需要穿鞋套,从缓冲间进入负压病房的时候同样需要穿鞋套。反过来,如果从负压病房进入缓冲间要脱鞋套,从污染区进入潜在污染区也应该把鞋套脱掉。最忌讳的就是穿着鞋套到处跑。

21. 关于诊区管理

 迟春花(3月2日)

每个医疗机构都应该有专门的人员来负责诊区的管理。诊区要有通风管理:2~3次/天,每次≥30分钟。诊疗环境:诊室紫外线空气消毒,2次/天,每次1小时;物表及地面用含氯消毒剂,2~3次/天,每次30分钟。办公物品:含氯消毒液擦拭2~3次/天,30分钟后清水擦拭。医疗器械:在清洁的基础上,血

压计使用含氯消毒剂浸泡 30 分钟,听诊器使用 75％乙醇擦拭,腋下体温表使用 75％乙醇浸泡 10～30 分钟。人员管理:尽量减少不必要的人员交流交往;必要时戴口罩,应保持 1 m 以上距离。

22. 关于消毒用品的选择

 迟春花(3 月 2 日)

我们在选取消毒剂的时候,尤其是有些机构得到了捐赠,或者医务人员也会自己购买,大家一定要看产品说明书,并不是所有的消毒剂都可以杀灭新冠病毒。我有一个特别好的朋友,买了两箱的滴露用来洗衣服,滴露属于酚类消毒剂,其实对新冠病毒没有效果。肯定有效的是 75％乙醇、含氯消毒剂、过氧化物消毒剂。大家也要看消毒剂的成分,并不是成分里带有"氯"字的消毒剂就是含氯消毒剂,像氯己定并不是含氯消毒剂,它属于胍类消毒剂,其他的消毒剂如季铵盐类消毒剂、酚类消毒剂对新冠病毒都是无效的。

23. 进入和离开隔离病区穿戴防护用品的程序是什么?

 吴安华(3 月 3 日)

关于医务人员进入隔离病区穿戴防护用品的程序,需要关注的是,从医务人员通道到进入污染区,需要做一次手卫生,就是在戴口罩之前。之后把防护用品穿戴完,就可进入隔离病区。离开污染区到离开清洁区的整个过程大约做四次手卫生即可。目前也存在一个问题,脱摘防护用品的时候医护人员的手卫生次数太多,应该合并一些、减少一些,做好防污染手,但合并、减少的同时,应该把每次手卫生做好、做到位。

24. 关于消毒方法

 迟春花(3 月 2 日)

(1) 室内空气消毒。①预防性和随时消毒:所有的门诊诊室、操作间需通风换气,必要时进行空气消毒。发热门诊和接触疑似患者的隔离诊室应做好空气消毒,空气消毒室内有人时可采用定向通风式空气消毒方法进行,室内无人时可采用紫外线照射或化学消毒剂气溶胶喷雾的方法。②终末消毒:2 000 mg/L 过氧乙酸或 30 g/L 过氧化氢水溶液。按 10 ml/m³ 使用气溶胶喷雾器喷雾消毒,密闭作用 60 分钟,消毒后开窗通风,如图 5-6 所示。

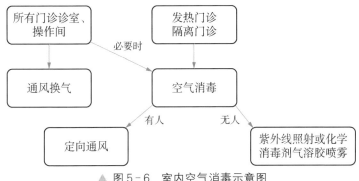

▲ 图 5-6　室内空气消毒示意图

（2）医疗环境与物品消毒。①地面、墙壁消毒:清除肉眼可见污物后,含氯消毒剂擦拭或喷洒。喷洒量:含氯消毒剂 100~300 ml/m²。先由外向内喷洒一遍,再由内向外重复喷洒一遍,每次不少于 30 分钟。②物体表面:清除肉眼可见污物后,含氯消毒剂擦拭、喷洒或浸泡消毒。作用 30 分钟后清水擦拭干净。

（3）医务人员皮肤、黏膜消毒。应做好手卫生。皮肤被污染物污染时,立即清除污染物,用一次性吸水材料蘸取 0.5% 碘伏消毒液、含氯消毒剂擦拭消毒 3 分钟以上,使用清水清洗干净。黏膜应用大量生理盐水冲洗或 0.05% 碘伏冲洗消毒。

（4）消毒人员安排。专门人员,培训合格,个人防护,机构指导。

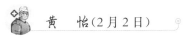 **25. 新冠肺炎感染疫情中,医院感染控制存在哪些难点?**

黄　怡(2 月 2 日)

1) 3 个"难"

（1）病毒的传播途径越来越多,防控难。病毒的传播途径多,除了飞沫传播、接触传播外,最近研究发现在粪便中检测到病毒的核酸,粪-口传播、气溶胶传播也有可能出现,这就造成我们防控的难度非常大。在非洲抗击埃博拉病毒疫情时,我们对所有医护人员的要求是两层全覆盖,全身皮肤黏膜不能暴露在外。

(2)潜伏期长,临床表现多变,鉴别诊断难。新冠病毒很狡猾,感染后的潜伏期很长,不像 SARS、流感一样发病较快,而且起病比较隐匿,一开始会有些轻症的患者,有的甚至连发热、咳嗽都没有,直接就进展到呼吸困难,迅速变成重症了,还有一些消化系统、其他系统的表现,这样就更容易造成迷惑。

我们近期在会诊中发现,有些患者本身有自身免疫性疾病,使用免疫抑制剂治疗后,自身免疫性疾病的肺部损伤改变也是以胸膜下病变为主。与新冠肺炎非常相似,病情一旦快速进展,如果问不到流行病史,鉴别诊断就会非常困难。

(3)流行病史问诊难。在"诊疗指南"中,从第一版到第四版(目前已经更新至第五版),流行病史的范围越来越扩大,一开始很简单,问患者是不是武汉来的,慢慢扩展到问患者是不是湖北来的,甚至到现在全国都有病例,很难再问出明确的接触史。要刨根问底,要问到家庭成员、同学、室友的行踪轨迹等,对问诊医生的技巧要求越来越高。

我们知道,传染病防控的关键就是"控制传染源"。这 3 个难关会造成我们院感难以控制,让一些潜伏期的感染者或一些轻症患者被遗漏掉,造成播散的风险。

2)3 个"大"

(1)非感染、非呼吸专业的医护人员补充到一线工作人员量大。疫情发生后,我们呼吸危重症科以及感染科、危重症科的医护人员积极奋战在防治一线,随着疫情发展,人力资源开始匮乏,各家医院都抽调人员支援武汉,有些是非感染、呼吸专业的医护人员,这些医护人员对疾病认识和防控的知识相对匮乏,这些工作人员的数量越来越多,对他们的培训教育和防护到位也是感染控制面临的一个挑战。

(2)返程、复工潮"压力山大"。春节假期时我们处在相对静止的状态,人员没有大的流动,各个地方都在推迟假期,但是再推迟也总有结束的时候。当各地面临大量返程复工潮的压力下,综合性医院要收治各种各样的患者,这里面会不会潜伏着感染者?潜伏着传染源?甚至有没有可能潜伏一些"毒王"?这是我们非常担心的。病毒一旦在医院里发生传播,也是很大的一个问题,压力非常大。

(3)综合性医院收治呼吸道传染病的院感风险巨大。在综合性医院,不可能把其他系统疾病患者统统排除在外,所以一旦某栋大楼里收治了一个呼吸道传染病患者,一旦院感暴发,将是非常让人担心的事情,因为现在大型综合性医院几乎都是中央空调系统,包括转运患者都是通过电梯的,所以在这种情况下,一旦有一个患者漏了进去,随之而来的院内感染等问题就会非常突出,例如已经公开报道的武汉协和医院,疫情最先暴发的地方并不在感染科,也不在发热门诊,而是在一些非重点关注的科室。

26. 针对新冠肺炎疑似患者医疗照护期间的感染预防与控制原则有哪些?

 李　强(2月6日)

在综合性医院中,主要针对的就是疑似患者,因为一旦确诊以后,这些患者不会在综合性医院,一定是到定点医院或者传染病医院去医治。如果不是疑似患者,我们也没有必要太多地去关注,所以疑似患者就成为了综合性医院当中感染预防和控制的重点人群。世界卫生组织 2020 年 1 月 25 日发布了《针对新冠病毒感染疑似患者医疗照护期间的感染预防和控制指南》(以下简称《指南》),该《指南》是在吸取 SARS－CoV、MERS－CoV 感染控制经验,以及 2019－nCoV 防控特点的基础上形成的。另外,《指南》的适用人群包括医疗照护人员、医疗管理人员、感控团队、国家和地区/省级部门。其中指出"新冠病毒感染疑似患者"医疗照护期间的感染预防和控制的原则如下。

1) 确保分诊正确,早期识别,控制传染源

临床分诊包括:就诊时系统评估所有患者;早期识别"疑似患者",并且进行隔离。在此我想提醒所有的呼吸科医生、急诊或发热门诊的医务人员,在现阶段发现有些患者对我们隐瞒病史,这会给我们的诊疗带来很多困难。所以我们现在要求门诊登记的时候,不光要知道患者的居住地,还要知道他的职业。如果这个患者从事商业或者从事贸易,你就要特别当心;如果他是老师或者是工人,那他往往近期内到过湖北或者其他地区的可能性不大,所以我们要特别细致地评估。另外,这个患者有没有可能隐瞒病史?我们要通过观察患者的一些反应进行判别。我们现在隔离病房里有一个患者,后来发热门诊的医生很仔细地鉴别出这个患者有可能隐瞒病史。他来看病时自述发热,然后我们看了 CT 胸片,很像病毒性肺炎。虽经反复询问,但他坚持说没有去过武汉,也没有到过外地,可我们的医务人员还是从他的眼神和细微反应中发现他高度紧张,而且他来的时

候自己都戴着防护手套,戴着口罩。一般来说,普通的发热或者呼吸道感染的患者,他很少会这样防护自己。后来我们对他检测了两次核酸,结果都是阳性。最后经我们再三询问,他才承认去过湖北。所以,这类情况需要引起我们高度的重视。

那么,要做到实现这个目标的话,要求做到以下几点:

(1) 加强医务人员对疑似病例的警觉性。

(2) 在医疗机构入口处建立设备齐全的分诊平台,配备接受过培训的分诊人员。我看到现在有些医疗机构做得比较好,比如海军军医大学附属长海医院,因为黄毅教授帮助医院做了很好的设计,现在他们的分诊平台建立在院外,在广场上,使用军用帐篷作为分诊平台,有专门受过训练的培训人员,而且很细致,如果是外地的患者来到上海,医生会询问患者的交通方式,是乘坐公共交通还是自驾车,如果是乘坐公共交通来的,这类患者,就要特别细致地甄别。

(3) 填写筛查问卷。不要怕麻烦,在这个特殊时期我们一定要力争做到极致。

(4) 在一些公共场所张贴醒目标识,提醒有症状的患者向医务人员如实禀告相关病情。这一点非常重要,如果患者隐瞒病情,我们就非常被动了。最近大家都看到一些新闻,有些单位出现了院内交叉感染和医务人员被感染,很大一部分原因是患者隐瞒了病情,所以这一点我想提醒我们的同行要特别注意。

2) 对所有在院患者采取标准的防控措施

标准的防控措施包括:①手卫生以及呼吸卫生;②根据风险评估选用恰当的个人防护用品(PPE);③医疗注射安全规程;④医疗废弃物处理;⑤医疗纺织品的妥善处理;⑥环境清洁以及患者使用的相关设备的消毒。

3) 针对"新冠病毒感染疑似患者"实施经验性的额外防护措施

包括接触和飞沫传播相关的防护措施,以及针对气溶胶传播的防护措施。

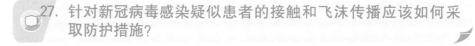

27. 针对新冠病毒感染疑似患者的接触和飞沫传播应该如何采取防护措施?

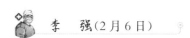 李 强(2月6日)

《针对新冠病毒感染疑似患者医疗照护期间的感染预防和控制指南》(以下简称《指南》)指出,针对新冠病毒感染疑似患者接触和飞沫传播应该采取如下防

护措施：

（1）所有人员，包括家庭成员、访客和医疗照护人员，在进入疑似或确诊新冠病毒患者的房间前，除采用标准防护措施外，还应采用接触和飞沫传播相关的防护措施。之前有一个患者，当时是疑似病例，我们医务人员都采取了严格的防护措施，但是他的太太在陪护的时候并没有采取防护措施，几天后他的太太被感染。所以这不仅是医务人员，所有人员都应当采取防护措施。

（2）患者应被安置在通风良好的单人间。对于自然通风的普通病房，充足通风量应为患者人均 60 L/s。

（3）当没有单人病房时，应将疑似感染新冠病毒的患者集中安置，这一点也是很重要的内容。不要与其他的普通患者交叉安置。所以现在上海的一些区卫健委要求每家医院对发热门诊筛查出来的疑似患者要做到一人一间，这是对医院的硬性要求，哪怕把其他的普通病房关掉，也要满足这个要求。

（4）无论是否怀疑患者感染了新冠病毒，所有患者的病床应至少间隔 1 m。可能在有些医院，特别是一些老建筑的医院，还是达不到这个要求。包括我们医院的病房间隔不到 1 m，所以我们在这个特殊时期，把中间的一个床位空出来，不收患者，这样就能够保证满足要求。

（5）在可能情况下，应指定一组医疗照护人员专门照护疑似或确诊患者，以减少传播风险。

（6）医疗照护人员应使用医用口罩。在这次直播中，我还是戴了口罩，主要是想给我们所有的医务同行和观众提醒，在医院一定要戴好口罩，除非是一个人在一个单独的空间里面，否则的话应尽量戴好口罩。

（7）医疗照护人员应佩戴护目镜或面部防护设备（面罩），以避免污染黏膜。

（8）医疗照护人员应穿着干净、非灭菌、长袖防护服。

（9）医疗照护人员还应戴手套。前面提到，我们在接触第一个患者的时候，我们的医务人员都按照这样的要求去做，这个患者现在已经出院，我们的医务人员没有一个被感染。

（10）在日常护理中不要求穿靴子、连体工作服和围裙。在武汉地区，医护人员工作的时候会穿，那么在普通的医疗机构中，面对疑似患者时不需要穿戴这些。

（11）在护理患者之后，应取下并处理个人防护用品，然后进行洗手。特别需要强调的是，在护理不同患者时，同样应当更换新的个人防护用品。比如病房有两例疑似患者，在接触过第一例疑似患者之后，在去接触第二例疑似患者之前,个人防护用品都要重新更换。医务人员不要觉得麻烦,不要忽略这个过程,因为这是对患者的保护,否则两个患者之间会有交叉感染的可能。

(12) 对每位患者应使用一次性或专用设备(听诊器、血压计或温度计),而对一些必须共用的设备,请在每个患者使用之前对其进行清洁和消毒(例如,使用 75%的乙醇)。

(13) 医疗照护人员应避免用可能被污染的手套或手部触摸眼睛、鼻子或嘴巴,这样主要是防止黏膜感染。

(14) 除非医疗需要,应避免让患者离开其房间或所在区域。使用专用可移动 X 线设备和(或)其他指定的诊断设备。如果需要转运,应使用预定的转运路线以最大限度地减少与工作人员、其他患者和访客的暴露,并让患者佩戴医用口罩。这一点大概在绝大多数的医疗单位可能做不到,或者说没有做到,我们应争取做到。比如患者要去做 CT 检查,要给他设计一个最少接触其他相关人员的路线,同时患者还要佩戴医用口罩,减少与其他人员相互接触的机会。

(15) 确保运送患者的医疗照护人员按照上述规定保持手卫生并穿戴适当的个人防护用品,不要嫌麻烦。另外,呼吸科医生或感染科医生有义务去监督每个人遵守执行。我们也发现在一些医疗机构,包括我们最近到其他的医疗机构会诊或者是排查的时候,也看到医务人员很重视,但是卫生员没有概念,这都是极其危险的,所以大家要引起足够的重视。

(16) 在患者到达之前,应尽早通知接受患者的区域,准备相关的防护措施。

(17) 对患者接触过的设施/设备表面要进行常规清洁和消毒。

(18) 限制与疑似和确诊患者接触的医疗照护人员、家庭成员和访客数量。大家不要以为是熟人就可忽略这些防护要求,这是对接触和飞沫传播的一些基本的防控措施。

(19) 登记所有进入患者房间的人员,包括所有的工作人员和访客。因为这些疑似患者很有可能是在传染期,比如医院里的一个超声科医生,他在 5 天前接触过患者,如果 5 天后该医生出现了发热,或者有其他的身体不适,我们要高度警惕。因为他曾接触过疑似患者,以便于我们能够及时追踪,缩小潜在的传染源。

上述措施应该实施多久呢?《指南》指出:①标准的防护措施自始至终都应被采用,也就是说在疫情没有彻底解除之前,所有的医疗机构应始终采用标准化的防护措施;②额外的接触和飞沫传播的防护应持续到患者症状消失为止;③有关采取额外防控措施的期限设定,则需要根据更加详细的新冠病毒感染传播模型的相关信息而定。

 28. 针对新冠病毒感染疑似患者的气溶胶传播应采取哪些防护措施?

 李 强(2月6日)

某些产生气溶胶的操作可增加冠状病毒(如 SARS - CoV 和 MERS - CoV)的扩散风险,例如:气管插管、无创通气、气管切开、心肺复苏、插管前的手动通气和支气管镜检查。那么,你要做到对气溶胶传播有效的防护。《针对新冠病毒感染疑似患者医疗照护期间的感染预防和控制指南》指出,针对新冠病毒感染疑似患者的气溶胶传播应采取如下防护措施。

(1) 在通风良好的房间内进行操作。在自然通风环境下,每位患者的通风量不低于 160 L/s,或者在每小时换气不低于 12 次的负压房间内进行操作,可能在有些医疗机构有这样的条件,有些医疗机构没有这样的条件,我们要尽可能地往这个条件去靠;在机械通风时,需要控制气流的方向。

(2) 佩戴至少与美国国家职业安全与健康研究所(NIOSH)认证的 N95、欧盟(EU)标准 FFP2 或同等防护等级的防颗粒物口罩。我简单地和大家做一些交流,目前医院里使用的口罩主要是 3 种:医用口罩、外科口罩、N95 口罩(即医用防护口罩)。这 3 种口罩的区别:普通的医用口罩能够挡住 95% 的细菌穿透,但是对微小颗粒的防护只有 30% 的效果;外科口罩的防护效果和医用口罩一样,但是它增加了一个防水层,液体或者血液无法穿透。医用口罩大部分是防止医务人员口腔或者鼻咽部的细菌或者分泌物污染到患者的创面或者手术,那么外科口罩除了这一点,还起到了防止患者的血液或者体液喷溅到医务人员的作用。N95 口罩,所谓 N95 就是对非油性颗粒过滤率能够达到 95% 以上,所以我们叫作 N95 口罩。N95 口罩就是我们在医院里面称为的医用防护口罩,它有两个特点:第一点就是对一些微小颗粒的过滤率能够达到 95% 以上,如果能够达到 100%,就叫做 N100 口罩;第二点就是 N95 口罩的设计,它与面部的贴合效果比较好,所以不会在口罩周围有颗粒透过去。当医疗照护人员佩戴防颗粒物口罩时,必须进行密封性检查。请注意,如果佩戴者面部有毛发(例如胡须),可能会妨碍口罩与面部的贴合。所以我们也看到有许多医生都剃成了光头,女同志剪掉长发,可能也有利于消毒、防护。

（3）使用眼部防护措施，包括护目镜或面罩。

（4）穿着清洁的、非灭菌的长袖防护服和佩戴手套。如果预期操作可能会有较多液体产生并渗入防护服时，比如做气管镜或者是做气管切开抽胸腔积液，医疗照护人员应使用防水围裙。这是我们讲的针对疑似患者的，如果是确诊患者的话，我们就要像武汉前线的同道们那样，整个人要包裹在里面，要做到全防护。

（5）在达到治疗目的的同时，应尽可能限制患者病房中的人员数量，包括医务工作者、家庭陪护人员等。

29. 针对新冠肺炎疑似患者的潜在诊治单位，应该采取哪些行政措施？

李　强（2月6日）

行政管控措施包括以下（但不仅仅限于此）：

（1）建立专门的感染防控基础设施和行为规范。在一些三甲医院都有标准化程序。

（2）患者照护人员的宣教。这一点我们要强调，不能只培训医务人员，如果没有培训患者的家属、卫生员或者阿姨，他们将来会成为我们的"死角"。所以现在医疗机构所有的培训，一定要包含卫生员、阿姨和患者家属。

（3）建立"疑似新冠病毒感染患者"早期识别的规章制度。最近大家都看到了有一些学术上的争议，有些专家认为要用胸部 CT 的筛查来替代新冠病毒核酸检测，作为患者筛查的一个要求，也有些微生物学家不同意这样的观点。包括前几天我也在上海的高级别专家组里面提出了个人的建议，觉得在上海以外的地区，应该增加胸部 CT 的影像学特征在新冠病毒感染患者识别中的权重，我觉得它的重要性要放在新冠病毒核酸检测前面。因为根据我个人的经验，包括上海现在确诊的病例，我们每天早晨读片的时候，绝大多数患者还是比较典型的，与以往的支原体肺炎、流感、其他病毒性肺炎或者巨细胞病毒性肺炎存在区别。所以我认为在湖北以外的地区，大家熟悉了它的影像学表现特征之后，如果这个患者影像学表现极为符合的话，即便没有流行病学史，也要高度关注。我觉得在有些单位可以作为一个规章制度，写在早期识别规范中，这样有利于发现一些隐性的或者说是核酸检测阴性的患者。大家要记住，核酸检测的阳性率只有 50%

以下，如果我们仅仅用核酸检测作为判断患者是否为新冠病毒感染的话，将会有很多假阴性的患者被漏诊，他们将成为重要的传染源，这点大家要引起足够的重视，对呼吸科医生更是如此。

（4）确保针对病原体快速诊断的实验室检查。所以在整个防控阶段中，在早期的时候，医院不允许进行核酸检测，但是现在各家医院都开始在做核酸检测，这是一个非常好的做法，减少了疑似患者在发热门诊逗留的时间，也减少了患者与其他相关人员接触的机会。

（5）防止人员拥挤，尤其是在急诊室还有发热门诊时。在指南中提到的是急诊室，但是中国的特色除了急诊室之外，我们还有发热门诊，这是国外没有的，绝大多数医院的发热门诊都是比较拥挤的，因为这个区域平时没有这么多人。

（6）为有症状的患者提供专用候诊区。比如有发热、咳嗽、呼吸道症状的患者，不能与普通的患者放在一起。

（7）适当隔离住院患者。

（8）保证个人防护用品供应充足。但是实际上现在大家知道可能在不光是湖北，在很多城市的医疗机构的个人防护用品供应不是很充足。这一点要引起我们足够重视。

（9）确保所有医疗照护都遵守感染防控的政策和程序。大家不能掉以轻心。

与医疗照护工作人员相关的行政措施有：

（1）对医疗照护工作人员提供充分足够的培训。这里我特别强调的就是对家属、卫生员和阿姨的培训，绝大多数医疗机构是不到位的。

（2）保证足够的医患比。在现在这样一个特殊时期，我们应该提醒医院管理人员，对一些平整的患者或者是择期手术的患者，应该要压缩比例，把医护人员的力量都放到疫情防控上。否则呼吸科、发热门诊和急诊是应付不了的，这一点我们也要向医疗行政管理部门呼吁。

（3）在医疗照护工作人员中建立可能因新冠病毒感染而引起急性呼吸道感染的监测程序。特别是呼吸科的科主任、护士长，发热门诊的科主任、护士长，都要关心你的下属，如果医生出现咳嗽、发热这些情况，要有所警觉。以我们医院为例，在接触了最初的两个患者后，我们的医护人员都做了 CT 检查，以排除有没有被感染。

（4）确保医疗照护工作人员和公众了解及时就诊的重要性。以我们接诊的一个患者为例，一开始他发热了，就在家扛着，一直扛到病情很严重才来我院就诊,结果来了以后就开始呼吸衰竭。所以要让他们了解有了病情应及时就诊。

(5) 监督医疗照护工作人员遵守标准的防控措施,并根据需要提供不断完善标准防护措施的机制。现在要求我们的工作人员在平时要寻找工作当中的风险点,发现风险点后,要把它堵上,比如现在要求我们的病区只能有一个入口,后来我们科室开会的时候,护士长就提出楼梯间的门经常会有陪客上来,我们就把那个门封掉了。

医疗环境和工程管控:这些控制措施针对医疗照护机构的基础设施,旨在保证所有医疗照护机构内所有区域内良好的通风以及环境的卫生。环境清洁和消毒程序必须遵循规范和正确的原则。用水、洗涤剂清洁环境表面,用医院用的消毒剂(如次氯酸钠)进行消毒足以达到消毒效果。对洗衣房、餐饮用具和医疗垃圾/废物应按照相应的安全规范的操作进行管理。此外,所有患者之间应该保持 1 米以上的空间间隔。医疗照护机构内足够的空间距离和充足的通风,有助于减少许多病原体的传播。我们也看到有很多的医疗机构做得比较好,在如今的特殊时期,所有的病房只收 1 个患者,或者原来收 4 个患者,现在收 2 个,这样就减少了病原体传播的机会。

30. 新冠病毒感染疑似患者实验室样本应该怎样采集和处理?

 李 强(2 月 6 日)

总体上有两个方面:①所有收集的实验室检查样本都应被视为具有潜在感染性,包括血液、灌洗液、咽拭子以及其他的体液;②收集、处理或运送任何临床样本的医务人员应严格遵守下列标准防控措施和生物安全操作,以最大限度降低暴露于病原体的可能性。

标准防控措施和生物安全操作程序有:

(1) 确保收集样本的医务人员使用了恰当的个人防护用品(如防护镜、医用口罩、长袖防护服、手套等)。如果采集样本过程中会产生气溶胶,比如灌洗液、吸痰,采集人员应佩戴特殊的面罩,至少达到 NIOSH 认证的 N95 及欧盟认证的 FFP2 标准,或同等级别的防护面罩。

(2) 确保所有运送标本的人员,包括卫生员,均接受安全操作规程和泄漏物处理的培训。这一点大概在大多数的医疗机构都很难做到,因为不只是涉及一两个卫生员,它的涉及面比较广。

（3）运送的样本应置入防泄漏的样本袋（即二级容器）中，此袋为一个单独的可密封样本的口袋（即塑料生物危害样本袋）；运送时，应将样本袋置入标有患者信息的样本容器（即一级容器）中，同时附有字迹清楚的实验室检查申请表（见图5-7）。

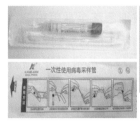 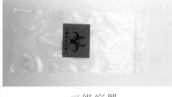 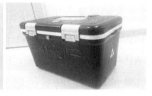

二级容器　　　　　　　　　一级容器

▲ 图5-7　标本运送隔离容器

（4）根据所处理的生物样本的类型，医疗机构的实验室必须遵守相应的生物安全操作规范和运输要求。比如有一些可能含有病毒的标本，如果你没有做相应的规范操作，很可能会造成实验室的交叉感染，这一点大家要特别注意。

（5）尽可能人工递送所有样本，禁止使用气压传动管道系统来运送样本。这一点要特别注意，因为一旦样本打翻了之后，如果在运送管道里面，那就会造成医院内的交叉感染。

（6）在实验室检查申请表上须清楚记录每个患者姓名、出生日期和"疑似新冠病毒感染"的提醒。

最后就是样本一旦投送，要尽快通知实验室！避免样本送错地方，或者是在运送的过程中出现问题。

31. 从医院感染防控的角度，开放气道患者应如何管理？

 黄　怡（2月2日）

我觉得针对这次新冠肺炎患者，首先应该能不上有创就尽量不上有创——尽量减少气道开放；能用高流量氧疗或无创能够解决的问题，就尽量不要用有创。当然，期间需要密切观察患者病情，及时判断需要有创机械通气甚至ECMO的时机。

一旦使用了有创机械通气，就需要落实指南推荐的一系列防控措施：加强气道管理、气囊压力的维护,尽量减少气道的开放,包括吸痰时。HAP/VAP 指南指出,封闭式吸痰系统对预防 VAP 意义不大,但这是基于"细菌感染"的,对于这次新冠病毒而言,我个人认为还是要引进封闭式的吸痰系统,这样在吸痰的过程中,可以减少病毒气溶胶的传播。

另外要关注患者的全身状况,包括营养,水、电解度、酸碱平衡及肠道功能和微生态的平衡。接受有创机械通气的患者后期容易并发细菌甚至真菌感染,细菌通常是目前院内感染里常见的一些细菌。我们最近的研究观察到,在有的 VAP 中,碳青霉烯耐药肠杆菌科细菌和非发酵菌里的铜绿假单胞菌等比较常见,从流感病毒肺炎的经验来讲,后期继发的 MRSA,包括用了激素、广谱抗菌药物以后的真菌感染,都是值得关注的一些问题。除了需要密切观察患者的临床表现包括体温,痰的性状、颜色、痰量,氧合情况,影像学的改变以外,还应结合相应微生物学检测,以及感染生物标记物,包括 C-反应蛋白、PCT、G 实验,如果有条件的话应做 GM 试验等,这一系列的综合评估可以让我们尽早发现是不是合并了新的感染问题。

32. 对患者的管理应注意哪些方面?

 吴安华(3月3日)

加强患者的管理应注意以下几个方面。

(1)对疑似或确诊患者及时进行隔离,并按照指定规范路线由专人引导进入隔离区。

(2)患者进入病区前更换患者服,个人物品及换下的衣服集中消毒处理后,存放于指定地点由医疗机构统一保管。

(3)指导患者正确选择、佩戴口罩,正确实施咳嗽礼仪和手卫生。

(4)加强对患者探视或陪护人员的管理。

(5)对被隔离的患者,原则上其活动限制在隔离病房内,减少患者的移动和转换病房,若确需离开隔离病房或隔离区域时,应佩戴医用外科口罩,防止患者对其他患者和环境造成污染。

(6)疑似或确诊患者出院、转院时,应当更换干净衣服后方可离开,对其环境进行终末消毒。

(7)死亡患者的尸体应及时进行处理。处理方法为:用 3 000 mg/L 的含氯消毒剂或 0.5％过氧乙酸棉球或纱布填塞患者口、鼻、耳、肛门等所有开放通道；用双层布单包裹尸体，装入双层尸体袋中，由专用车辆直接送至指定地点火化。患者住院期间使用的个人物品经消毒后方可随患者火化或由家属带回家。

33. 如何全面做好医院内感染控制？

 黄　怡（2 月 2 日）

1）人员的管理

人员的管理分为医院员工的管理和患者的管理。员工管理中有一些前文所述的风险，首先，我们返程复工了，很多年轻大夫、规培医生，包括一些进修大夫都是从外地过来，很多人都要乘坐公共交通。我们规定是湖北武汉地区的人暂时先不要返回，但是早晚要返回的。另外，如果通过公共交通工具返回，路上途经的人员密集处是不是难免会有暴露风险？这些情况下，我建议尽量不要集中办公，返程人员先自我观察一段时间（2 周左右）后再复工，大家都是医务人员，相对好教育。

还有前往一线的医护人员以及一些后勤人员都要进行培训。在春节前，我们开展了覆盖我们全院 6 000 多人次的培训，培训内容分成医护版和后勤版两个课件，培训后还要做问答题。春节期间特别是节后，随着新的疫情和新的诊断标准不断出现，我们现在又在更新题目、更新 PPT，进行第二轮、第三轮的培训，总之就是要不断的培训，让我们的医护人员加深对这个疾病的认识、再认识，一定要把它的严重性、迷惑性和传染性认识到位。我一直强调，院感防控一定要让医护人员不仅要知其然，还要知其所以然！这样的话，他才会自觉自愿地执行起来，不打折扣，我们的医生都很聪明，在防护衣的穿脱培训时，他会有很多自己的想法，有的时候讲起来也挺有道理的。我说，你只要掌握了基本的原理，脱和卸实际上还是重点防污染。他一旦知道这个原理以后，就非常容易去掌握相关技能。我觉得培训不能走形式，一定要落实到每一个人，对于集中答错的问题，一定要再培训、再讲解。

还有在发热门诊、隔离病区、观察病区收治疑似和确诊患者的医护人员，我们要对他们给予充分的关怀，当然不可能做到完全脱离工作岗位，要对他们进行相对的集中管理，由医院来寻找招待所，尽量保证单间居住，不要集中就餐，让他们能够得到很好的营养和休息，以及相对隔离的环境，而且每天上班前、下班后都要观察体温。

另外,可能大家在社交媒体里也都看到了,是职业相关损伤的预防。N95口罩和眼罩戴上后,封闭时间过长会导致皮肤破损,很容易让面部出现压疮。而完整的皮肤本身就是一个很好的屏障,一旦皮肤破损,也会增加院内感染的机会和风险,所以我们要特别关注这些职业相关的损伤,要进行预防和处理。

总体来说,"充分关注医护人员的安全"是防控院内感染里非常重要的措施。

另一方面,对于患者来讲,要减少一些不必要的操作和治疗,例如尽量减少输液、择期手术和气道开放性操作(在病情允许的情况下,尽量采用一些无创的操作),这样一方面可以减少人流量,另一方面也可以节省一些防护用品,包括外科手套、隔离衣等。

2）硬件的管理

其中首先就是设施的管理。一些非感染病专科医院对"三区两通道"等概念不是很熟悉,如果走错地方,没有在规定的地方做规定的动作,就会犯错误,不但对自己造成伤害,还可能会危及同事们。

另外,各家医院都要检测一下自己的空调系统,尽量选择有新风的、没有内循环的那种。在目前天气寒冷的情况下,要收治留观患者时,要找一些小的、单独空调系统的病房来进行改造。也要注意"排污系统",特别是存在可能有粪口传播的情况下！在SARS期间,考虑到可能是厕所产生的气溶胶传播,香港有居民区整个一栋楼都被感染了,因此,凡是有留观、收治这些疑似或确诊病例的情况下,哪怕是仅一过性留置的综合性医院,后勤部门必须对排污系统的消毒排放充分关注,按照国家相关规定严格执行。

在物资方面,随着逐渐复工,一些个人防护用品供应短缺的情况应该会慢慢好一些,但是这里非常强调一点,除了数量以外,一定要关注质量。不是所有的N95口罩都可以用来作为医用防护口罩的,保质保量、用在合适的地方才是最好的。

医疗废物的处理上,患者的生活垃圾也要作为医疗废物进行特殊处理。

3）流程的管理

这是最能体现我们管理者水平的,因为制度做好以后,我们的管理就相对比较有序。在医疗方面,很多非临床科室也可能接触到患者,包括超声科、放疗科、影像医学科,这些地方一定要做好个性化的标准操作流程,因为这些科室都是相对密闭的空间,也没法做开窗通风,这里就需要个性化的制度。

返程复工后事情非常多,而且不停地有突发状况,一些危重患者需要会诊,我觉得不能用传统的方法进行会诊,医护人员、特别是最后需要拍板的专家会非常累,所以要尽量选用一些现代化信息手段,例如远程会诊、云会议等交流方式来减少医护人员的聚集和职业暴露风险。

复工后,餐饮后勤保障等部门都需要分散处理,尽量减少人员的高度集中,因为真的是防不胜防,不知道哪一个是"潜伏者"。

最后就是患者的流程管理,一定要尽可能减少患者的交叉、聚集。要重视患者本身的防护,传染病管理中传染源的控制是最重要的。而且我们讲到传染性,重症感染的患者可能传染性会强一点,但是并不等于轻症的患者传染性就弱,在这种情况下,防护不能有区别对待,每个患者都要佩戴口罩,严格做手卫生,减少甚至取消陪客。

复工之后,除了呼吸科、感染科和发热门诊,医院有些科室接触分泌物、气溶胶的概率也是非常高的,如口腔科、眼科、耳鼻喉科,对于这类科室,建议除非是危及生命的重症、急症患者,普通的门诊、择期手术应尽量停止。当然,一定要保留一个很好的应急急诊的救治机制。

对于已经收治患者的分层管理。总体来讲,新冠病毒院内感染的控制面临的压力是非常大的,防不胜防。但关键是把人管好、把我们该做的硬件设施做好、把流程制定好,最终目的是把已经发病的患者,以及处在潜伏期但有传染性的患者管住了,再把医护人员的交叉感染给防止住,这就希望能够通过全方位的工作把疾病的传染链阻断。

 李　强(2 月 6 日)

感染防控的基本原则和标准防控措施,应贯彻于所有医疗照护的场所,包括门诊诊疗和基层诊疗。

(1)分诊和早期识别。

(2)对有呼吸系统症状的患者需强化手卫生、呼吸卫生及佩戴医用口罩。

(3)对所有疑似病例实施接触和飞沫防控措施。所以我们现在的所有门诊人员都是穿隔离服、戴口罩、戴防护目镜、戴帽子。

(4)优先处置有症状患者。

(5)当有症状的患者需要等待时,应确保其有独立的等待区域。

(6)应针对症状的早期识别,基础防护措施的应用,以及选择合适医疗机构就诊等相关内容对患者及家属进行宣教。

关于防护知识的培训,我认为在这个方面可能要特别关注一些人群,比如卫生员、护工、患者家属。如果是文化程度或者受教育程度比较高的人，他可能自己会从各大信息平台了解相关信息。对于相对来说文化程度或者受教育程度比较低的人群，我们要特别关注。培训的时候可能就要用比较通俗的语言去描述，让他们能够理解。可能甚至规定只能这么做，不能那样做。相关人员不必知道原因，但是不能违规，发现违规就进行处罚。只有这样，大概才能够把管控防控的措施落实到位。因为整个感染的预防和控制是一个闭环，如果哪个地方出现了疏漏，就会导致全线崩溃。所以医务人员做得再好，医疗管理能力水平再强，但是一个卫生员就可以让全院瘫痪，所以这一点要引起我们足够的重视。

呼吸科医生应该发挥主导作用，要提醒医疗卫生行政部门，提醒我们的领导要关注这些问题。比如这次武汉的方舱医院，应该是王辰院士团队过去以后给政府的建议。如果呼吸科医生没有这种责任感和家国情怀，可能就不能发挥我们应有的作用。很多时候要站的高度更高一些，这样能够有利于我们整个国家的疫情防控。

34. 基层医护人员在新冠病毒感染防控期间起到了什么作用？

 迟春花（3月2日）

基层医疗机构承担的任务是两个方面，第一是基本医疗服务，第二是基本公共卫生服务。基本公共卫生服务包括预防、公共卫生事件的管理以及传染病的防控，这也是基层的工作，非常重要。在当前严峻的新冠病毒感染疫情下，只有关口前移到基层防控，才能够最终减少患病人数，减少危重患者和死亡患者数量。实际上，基层医务人员所接触的患者，他们掌握的一些早期的信息在医疗体系中非常重要。在疫情最艰难的时候，我们的基层医务人员不仅在早期发现病例，还早期发现防控体系需要改进的地方，以及随后通过经验的积累，对整个防控提供重要的建议等，基层医生在这些方面都有突出的贡献。我们有一个来自基层的专家组，一直在湖北武汉工作，而且跟王辰院士等专家有着非常紧密的联系，他们为武汉当地制订了基层防控的一系列措施，包括小区的封闭、居民居家隔离的指导、超市的管理等，挨个社区做督导，检查基层防控的措施是否落实到位，基层专家组对武汉疫情防控发挥了极为重要的作用。防控新冠病毒感染，需要基层与综合医院分工合作，共同完成这项艰巨的任务。

基层主要承担几个方面的工作：守好阵地，包括做好预检分诊，及时发现发热患者和疑似患者并做好隔离和转诊。网格式管理和地毯式排查，进行居家或集中隔离管理。充分发挥基层医疗卫生机构自身的专业技术和人才优势，协助其他基层机构开展工作并给予专业指导。承担出院后患者的随访和管理等工作。进一步落实分级诊疗制度、基层家庭医生签约服务。基层加强对慢性病、老年人的精准干预：在网格化健康管理基础上，充分运用信息化技术手段，依据辖区患者健康管理底册。加强针对新冠病毒防控的宣传教育和指导。对慢性病患者开展精准管理服务：落实随访服务，实施长处方，代取药服务，有条件的地区可以开展为慢病患者提供送药上门服务。

新性冠状病毒感染是一个新发的疾病，一个新的疾病到来的时候，我们不可能在第一时间就认识得很清楚，认识的过程存在一些规律。疫情初期，我们措手不及，大量的发热患者都涌向了设立发热门诊的三级医疗机构。这里肯定有新冠病毒感染的患者，因为在冬季，肯定也有流感患者和普通感冒患者。这个时候，实际上有些医疗机构的发热门诊已经完全承受不了这么多发热患者的诊治和鉴别诊断的工作了，这一定会促使我们医务工作者来思考，如何部署这次抗疫的工作能够更有效？重症患者的救治、确诊患者的救治，理论上来说都是像河流的下游，我们在救治这些溺水的人，同时不应该忽略的是，应该阻止在上游跳水或者因为不慎跌落到水里的这些人，治疗和预防同等重要，预防又给治疗带来了能够控制患者数量、控制病死数量的机遇。其实，我国建立分级诊疗制度，不管哪个级别医疗机构的医务人员都应该知道，这几年一直在强调、在推进，我国分级诊疗制度有两个时间点，一个时间点是 2020 年分级诊疗制度的模式初步建立，每 1 万名的居民中要有 2～3 名全科医生；第二个时间点是 2030 年，每 1 万名居民要有 5 名全科医生，分级诊疗制度应该实现。在这个过程中我们遭遇了这次非常严峻的新冠病毒感染，让我们认识到加速推进分级诊疗和家庭医生制度的必要性，这是我们医疗卫生服务体系非常重要的制度建设。我认为我们应该进一步地在达成共识的基础上，想方设法以最快的速度、以最科学的设计来实现我国的分级诊疗制度，实现基层首诊、双向转诊、急慢分治、上下联动，大家分工协作来做好全国民众的健康管理。这次疫情整体防控，重症患者在综合医院的救治、筛查疑似患者、密切接触者居家或集中隔离、出院患者的管理、科普知识的宣教等主要在基层实施，完全能够体现出基层和综合医院非常好的分工合作，共同为阻止这次新冠病毒疫情，向好的方向发挥了非常重要的作用。

我想大家可能有很多的思考，在未来，我们怎样才能防患于未然、防大患于未至？怎样才能尽快完善医疗卫生健康服务体系？坚持以预防为主，以需求为导向,以基层为重点,以质量为核心,以结果为目的。加快培养大批合格的医学人才,特别是全科医学等紧缺人才,实际上不仅是全科医学,这次我们还发现了其他一些学科人才也非常紧缺。因为今天主要是讲基层的防控指导意见,所以我重点强调基层,我国如果要实现分级诊疗制度,按照14亿人口,需要70万名全科医生才能够实现,目前还缺少40万名全科医生,任务很艰巨。另外,还要完善医学人才培养体系和人才使用激励机制,加大公共卫生体系建设的力度,加强对重大传染病的预防和控制工作。我们在日常的医疗卫生健康服务体系当中,如何能够构建一个高效、有质量、快速的公共卫生体系是一个重大的课题。在医疗卫生实践中,不仅重"治疗",也重"预防",不仅重"专科",也要重"全科"。应尽快完善分级诊疗和家庭医生制度,为人民群众提供更加便利优质的健康服务,推进实现健康中国目标。也希望我们医疗卫生健康工作能够得到全社会各界持续的支持,而不仅仅是有疫情的当下。实现健康中国需要我们一起努力,这与每个人都息息相关。

35. 在新冠病毒感染中,基层防控有哪些要点?

 迟春花(3月2日)

《新冠病毒感染基层防控指导意见(第一版)》于2020年2月21日在《中华全科医师杂志》在线预发表,包括五部分内容,分别是基层新冠病毒感染防控工作规范、普通人群新冠病毒感染防控规范、特殊人群新冠病毒感染防控规范、新冠病毒感染科学防控的社区宣教内容和要点以及充分运用信息技术手段开展基层防控工作。以下介绍基层医护人员特定相关的防控知识。

(1)关于新冠病毒感染科学防控的社区宣教。基层医护人员在向民众传递正确防控知识中应起到重要作用。宣教内容包括新型冠状病毒及其感染的相关知识、如何防止新冠病毒的传播、如何早发现早治疗、如何正确预防新冠病毒感染、如何正确理解新冠病毒感染的治疗手段和疫情期间居民的心理疏导和宣传。科普教育说起来简单,但是在新冠疫情防控中非常重要。因为我们如果宣教做的不好,居民做不到有效的预防措施,社区防控不到位,患者肯定就会特别多,患者多的话,重症患者就会多,病死率就会高。所以为什么说社区的宣教、社区分片包干负责居民的防护,怎么强调都不过分。

(2)关于家庭病床上门服务。尽量避免家庭病床上门服务。确需上门者,上门服务前需进行详细的流行病学史调查。在非疫区、无流行病学史的家庭中，工作人员着工作服、工作帽、医用外科口罩、一次性鞋套入户。离开时进行规范的手卫生。如需进行查体、换药、更换胃管等直接接触患者的操作，需根据暴露风险等级做相应防护。在疫区或有流行病学史的家庭中，应充分评估风险等级，提升相应的防护。上门服务必须分时段预约进行，合理安排时间，遵守"一患一防护"的原则。如果怀疑患者有可疑的接触史或者是不能排除流行病学史的情况下，万一患者确实有潜伏期感染或者其他情况，我们目前这身衣服如果不去更换，那就有可能将病毒带给下一个住户的居民，所以一定要一患一防护。

（3）关于基层医生访视的防护。①访视方式：在疫情的最初阶段，大家还不是特别清楚什么样的访视方式是有效的，如何避免医务人员感染。现在大家都一致认可的访视方式是：尽量采用现代化的信息技术，优选电话、微信、短信或视频等访视方式。若条件不允许，出于工作需要方可采取入户或现场访视，做好防护，提倡保持一定的距离、隔空喊话。隔空喊话是我在我们基层全科医生那里学到的，他们出于工作需要到患者家中家访的时候，会在门口通过电话或微信视频的方式和患者联系，大家不见面，在门的内外通过隔空喊话完成信息收集和指导，如果要打开门，人与人之间的距离远一些，这样的措施非常有效，居民也十分认可。②实地访视防护标准：普通访视是否会与患者接触，比如查体、采集呼吸道标本等情况，刚才提到的评估风险分级正确选用防护用品的标准依然适用于这里。所以我们要看面临的对象是什么情况，另外我们需要做的工作风险评估是低风险、中风险，还是高风险，再去决定我们防护的等级。安全是第一位的，一定要做好自身的防护，同时也要做好一患一防护，避免把可能的污染带到后面随访的居民家中（见表5-6）。

表5-6　访视注意事项

普通访视	● 常规正确佩戴和使用工作帽、外科口罩或医用防护口罩，穿工作服，一次性隔离衣，一次性鞋套 ● 隔离衣每班更换，污染、破损时随时更换。口罩潮湿、污染时随时更换
查体及其他密切接触	● 加戴乳胶手套 ● 检查完后脱手套进行手消毒，更换一次性隔离衣
呼吸道标本采集	● 连体防护服，将外科口罩换为医用防护口罩 ● 加戴护目镜或防护面屏，戴双层乳胶手套
保持距离	1.5 m以上的距离；保持通风，被访视对象应当处于下风向

（续表）

加强消毒防护	◎ 家访前应对可能接触的门铃、门把手等部位进行消毒
	◎ 对接触受访人员前后、接触可能污染的表面或离开其住所时，进行手卫生
	◎ 不要用手接触自己的皮肤、眼睛、口鼻等，必须接触时先进行手卫生
携带必需的医疗防控物资	◎ 健康教育宣传单
	◎ 速干手消毒剂、护目镜或防护面屏、乳胶手套、外科口罩/医用防护口罩、一次性隔离衣
	◎ 医疗废物收集袋
妥善处置医疗废物	实地访视中产生的医疗废物须随身带回单位按医疗废物处置

（4）关于隔离期间出现异常情况的处理。①当隔离观察的密切接触者出现可疑症状，包括发热、咳嗽、咽痛、胸闷、呼吸困难、食欲缺乏、乏力、精神差、恶心、呕吐、腹泻、头痛、心慌、结膜炎、四肢或腰背部肌肉酸痛时，应立即联系隔离点观察人员，停止居家隔离并及时就医。社区卫生服务中心医务人员应通知居委会，联系120将观察者转运至就近发热门诊就诊。如其在发热门诊就诊后，排除疑似而未收治住院者，由街镇、居委会安排专车再接回隔离点继续隔离。基层医生电话随访转诊结果。②当隔离观察人员虽然无发热，但出现其他基础性疾病加重时，如冠心病、糖尿病、慢阻肺等，由基层医生电话问诊，判断是否需要转上级医院治疗。如果需要转诊，由基层医生直接联系120，并告知120医生患者的流行病学史。③当隔离观察人员无发热，但出现鼻塞、流涕、腹泻等症状时，由基层医生电话问诊后，指导其用药。居委负责帮其配药，送药上门。并随时关注患者病情变化（见图5-8）。

（5）关于家庭聚集发病的处理流程。家庭聚集发病是一个非常需要重视的问题。很多患者都有家庭聚集发病，我们也有医务工作者自己感染了，然后导致自己的家庭成员也被感染了，这是特别让人痛心的。家庭聚集发病的预防是一个需要认真学习、认真落实的过程。聚集性疫情：14天内在小范围（如一个家庭、一个工地、一个单位等）发现2例及以上的确诊病例或无症状感染者，且存在因密切接触导致的人际传播的可能性，或因共同暴露而感染的可能性。其实聚集性疫情的判断在我们日常临床实践中也非常重要，不仅是新冠病毒感染的传染病，其他的传染病或者是健康事件同样适合这样的原则，我们应该具有敏感性，能够早期发现聚集性的情况。聚集性发病是此次新冠病毒感染的重要流行病学特点之一，以家庭聚集最为常见。基层在发现、报告家庭聚集疫情方面起着重要作用。

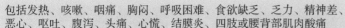

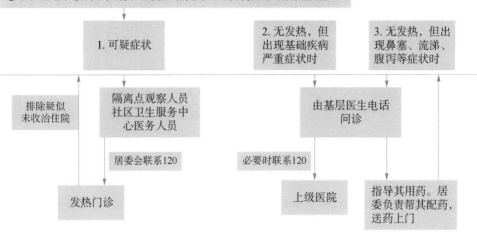

▲ 图5-8　发热患者接诊处理示意图

（6）病例发现与处理，需要强调以下几点：①主动发现。对家庭内有疫区返乡人员的家庭进行每日访视，如发现2例及以上有发热或其他呼吸道症状者，应注意查看是否符合聚集性发病者条件，建议其就诊于定点医院发热门诊。收到疾控部门关于基层所辖管范围内有确诊病例或疑似病例的通知时，应规律访视其家庭成员。②被动发现。因发热、干咳、腹泻等症状就诊于基层的病例，除询问疫区、疫源地人员或确诊病例接触史外，还应注意询问家庭成员发病情况，以及家庭成员疫区、疫源地人员或确诊病例接触史。

不论是主动发现还是被动发现，早期发现这样的病例就可以早期隔离和早期治疗，这非常重要。我们全国400万的基层医务工作人员，在过去的这一段时间内，在各个方面都发挥了重要的作用，在家庭聚集性发病的发现和协助做好后续管理方面尤为明显。

36. 如何充分运用信息技术手段开展基层防控工作？

 迟春花（3月2日）

利用信息技术手段开展基层防控工作得到了非常好的应用和推广，表现在利用信息技术实现新冠病毒感染防控的关口前移、以信息技术提升新冠肺炎诊治的效能以及建设防控平台几个方面。

1）以信息技术实现防控的关口前移

（1）全面开展社区居民的登记、筛查、报告。采用网络直报方式，支撑疫情数据填报和逐级统计，重点涵盖疑似、确诊病例等内容，不断提高数据报送质量效率。利用手机 APP、微信等形式完成本区域居民的出行信息、健康情况等登记，可以在信息系统设定"高危提醒"等功能，重点、及时地跟踪"高危可疑人群"，整体、动态地掌握本区域人群防控情况。利用互联网信息系统，对发热等可疑患者做好、筛查、预检分诊和门诊登记，并立即就近转诊至设有发热门诊的上级医院，信息登记完成后要按时上报。

（2）落实居家观察人员的信息登记、报告。①观察期患者管理。利用网络资源协助追踪、督促来自疫情发生地区的人员居家医学观察。在医学观察 14 天内，可以借助网络系统监测其健康状况，例如由患者或家属以"电子版患者日志卡"的形式每天通过微信、手机 APP、网络登记、电话联系，及时登记个人病情变化。社区卫生工作人员进行实时检测，发生异常情况及时报告。②老年人及基础患者群管理。利用信息技术，以"家庭病床"为目标，逐步实现"远程病床监护系统"。基层医生利用网络加强线上的精准管理和服务，重点对辖区内老年人和患有高血压、糖尿病等慢性疾患者群开展"线上健康管理"工作。

（3）智能语音系统提升社区卫生工作效率。有条件的社区可以运用智能语音随访系统辅助进行各项抗疫工作。

（4）利用"互联网＋"扩展医疗服务范围。①线上医生问诊平台。建立医疗网络问诊平台，面向社区居民市民提供病情咨询服务。②线上就医指引。建设网络平台引入了该地区官方挂号平台，提供发热门诊查询、在线挂号等第三方服务。帮助居民在线进行发热就诊前自我评估。如有发热症状，还可以通过平台查询离家最近的发热门诊，提前查询就诊服务。

（5）引导正确舆论导向，打造线上科普平台。

（6）基层医务人员线上学习。

2）以信息技术提升诊治的效能

（1）实现诊疗远程化。发挥大医院资源优势，打造多层级诊疗互动服务平台。各大医院提供远程会诊、防治指导等服务，借助信息技术下沉专家资源，提高基层和社区医疗卫生机构应对处置疫情能力，缓解定点医院诊疗压力，减少人员跨区域传播风险。可建设数字影像远程诊疗服务，并形成"可疑病例远程会诊"日常流程。

（2）利用"医联体"促进多层级联动互动。利用"互联网＋"信息平台，将同一个区域内的三级医院与二级医院、社区医院、乡镇卫生院组成医疗联合体,加强基层医疗单位与各上级医疗单位的信息交流和共享。充分利用国家建设的"新冠病毒感染肺炎防疫专利信息共享平台"以及各地区的数据平台,促进多层级医疗机构的有效联动。

3)建设防控平台

(1)筛查可疑患者、传播途径、超级传播者。收集与传播相关信息:收集那些到过疫区的人员的信息,包括到达疫区的时间、在疫区和离开疫区路途中所接触的人员、到过的地方等。收集疑似症状:相关居民上传自己的的健康状态,是否有发热、咳嗽、咳痰、乏力、腹泻等。以上数据可协助筛查可疑患者、了解传播途径、发现超级传播者,对疫情的精准防控有重要意义。

(2)规避传染源。通过实时定位疑似患者、确诊患者的所在地理位置,让市民能主动规避传染源,通过疫情地图切断传播途径。

吴安华(3月3日)

新冠肺炎的诊治过程中,我们要做好感染的防控,既保护患者,也保护我们医务人员。我们既要预防患者获得医院感染,也要预防医务人员医院感染新冠肺炎。所以,正确使用防护用品,关注病房的布局流程,"三区划分""两通道"等都是必要的。只要我们能够做好,就既能保护患者,又能保护医务人员。

感染控制在平时就应该受到重视。但是有时候重视不够,原因也是多方面的,我们感控制度的落实都需要平时日积月累。这个时候我们大家特别关心感控,为什么呢?因为涉及我们自己的安危,其实感控既能保护医务人员,又能保护患者。感控人员以后要更多地和临床医生合作,发现感控做得好的要宣传、鼓励;发现临床在感控方面做得不够好的也需要指出来,帮助他们一起改正。感控需要广大临床医务人员,包括后勤支持人员的共同参与,才能把它做好。感控只是在中间起到一个总体设计、制订感控方案和制度、监测监督反馈的作用。从感控本身来讲感控人员应该是主导,但是对于每一个患者的感控来讲,临床医生应该是主导。如果大家把每一个步骤都做好,不仅对患者有好处,也对医务人员也益处。如果患者感控做得好,那么患者医院感染就少,出院就快,治疗费用也少,还能减少医疗纠纷,感控人员可以借这次机会进一步加强和临床的联系,共同设法把感控做好,确保医患安全。

如何做好新冠肺炎医院内感染的预防与控制,提供一些参考文献供大家参考:

[1]吴安华,黄勋,李春辉,等.医疗机构新冠肺炎防控中的若干问题[J].中国感染控制杂志,2020,19(2):99-104.DOI:10.12138/j.issn.1671-9638.20206150.

[2]李六亿,吴安华.新冠病毒医院感染防控常见困惑探讨[J].中国感染控制杂志,2020,19(2):105-108.DOI:10.12138/j.issn.1671-9638.20205362.

[3]左双燕,陈玉华,曾翠,等.各国口罩应用范围及相关标准介绍[J].中国感染控制杂志,2020,19(2):109-116.DOI:10.12138/j.issn.1671-9638.20205361.

[4]李晔,蔡冉,陆烨.应对新冠肺炎防护服的选择和使用[J].中国感染控制杂志,2020,19(2):117-122.DOI:10.12138/j.issn.1671-9638.20206151.

[5]李六亿,吴安华,姚希.新冠肺炎医疗队驻地感染防控探讨[J].中国感染控制杂志,2020,19(2):123-125.DOI:10.12138/j.issn.1671-9638.20205364.

[6]医疗机构内新冠病毒感染预防与控制技术指南(第一版)[J].中国感染控制杂志,2020,19(2):189-191.DOI:10.12138/j.issn.1671-9638.20206152.

[7]新冠肺炎诊疗方案(试行第六版)[J].中国感染控制杂志,2020,19(2):192-195.DOI:10.12138/j.issn.1671-9638.20206154.

[8]消毒剂使用指南[J].中国感染控制杂志,2020,19(2):196-198.DOI:10.12138/j.issn.1671-9638.20206153.

[9]李春辉,黄勋,蔡虻,等.新冠肺炎疫情期间医疗机构不同区域工作岗位个人防护专家共识[J].中国感染控制杂志,2020,19(3):1-15.DOI:10.12138/j.issn.1671-9638.20206155.

[10]新冠肺炎诊疗方案(试行第六版)[J].中国感染控制杂志,2020,19(2):192-195.DOI:10.12138/j.issn.1671-9638.20206154.

37. 对新冠肺炎流行期间计划免疫疫苗接种的建议

 迟春花(3月2日)

(1)不建议延迟接种的疫苗。①新生儿首剂乙肝疫苗和卡介苗需要在出生后尽快接种,尤其是母亲乙肝表面抗原 HBsAg 阳性的新生儿。②狂犬病及破伤风暴露后会造成严重后果,甚至危及生命,建议按照预防接种程序及时、全程接种。

(2) 优先安排补种的疫苗。①接种条件恢复后,应优先安排可能超过免疫程序时间的儿童。②优先安排含麻疹成分疫苗(麻风疫苗、麻腮风疫苗等)、乙肝疫苗(尤其是母亲表面抗原阳性的儿童)、脊髓灰质炎疫苗和百白破疫苗等的接种。③新生儿首剂乙肝疫苗和卡介苗在出生时未及时接种,如符合同时接种其他免疫规划疫苗条件的,建议同时接种多种免疫规划疫苗。

(3) 近期确需接种疫苗时的建议。①各单位经评估具备接种条件的,应合理安排开诊时间,做好接种计划和预约,错峰接种,避免人员聚集。按规定严格做好接种场所消毒,定时开窗通风,严格落实独立区域和专门通道。②监护人带儿童接种疫苗时,要做好个人防护;按照保健医生的预约时间到达接种。③监护人和儿童在公共场所不要随意触摸,接种后在医院人员稀少的清洁区域留观30 min,但不要远离接种门诊以便于留观。

(4) 延迟接种期间的注意事项。①对于首剂次的乙肝、卡介苗、百白破等尚未接种的小月龄婴儿,如家庭环境中有可疑患病风险的,应予以隔离,减少婴儿罹患疫苗可控疾病的风险。②在延迟接种期间,做好健康防病宣教工作。③要每日做好儿童和所有家庭成员的健康监测,主动测量体温。如家人有不适症状,应主动隔离观察,防止与婴幼儿交叉感染。

38. 关于新冠病毒疫苗

 玉　辰(3月8日)

如果新冠病毒感染成为"人间长期存在的疾病"该如何做? 这是目前国内外都十分关心的问题。疫苗,特别是冠状病毒疫苗,都有复杂性,大家应注意当年的 SARS 冠状病毒疫苗,在雪貂试验中使用疫苗以后,虽然雪貂抗体水平升高了,但再次接触 SARS 病毒后仍然出现了肝脾坏死等情况,要给予特别关注。疫苗有它的复杂性,但是应对一个可能长期存在人间的疾病,疫苗在防疫方面就显得尤其重要。

第六章

科学认识与控制新冠病毒感染

📖 1. 如何科学地认识 2019 冠状病毒病？

 玉　辰（3 月 8 日）

　　COVID－19 是一个新发疾病，没有人对它有十分深入的认识。目前，我们对疾病有一个不断认识的过程，即便就今天而言，部分想法也是很初步的。

　　例如，在病状方面，它不是由一般的、典型的呼吸系统症状就能够描述所有病状的疾病。除了呼吸系统症状之外，COVID－19 还有许多全身性的反应，包括乏力等。它对呼吸系统以外其他脏器的损伤，我们也已有所认识。我想，这个病之所以被命名为 COVID－19（2019 冠状病毒病），道理就是，它没有局限于肺炎，还有很多肺炎外的、综合性的疾病反应。对这个疾病，我们仅是基于最近两个月的认识，远远不够深入。除了呼吸系统症状之外，COVID－19 还有全身性反应。

　　这个病的临床表现、自然病程、预后转归、严重程度以及治疗反应，个体差异明显。而且现在病毒本身尚未进入稳定的状态，病毒进入人体这一新的宿主以后，会努力适应宿主，发生进化和变异。它和人体（新的宿主）之间的相互作用不同，产生的病状也不同，其严重程度、急慢性的过程，包括迁延与否等，都需要我们逐渐地深化认识。现在，临床上关于这个病还有很多不解和困惑，比如病毒遇到不同的人群、遇到不同的干预和阻断方式等，是否会影响病原的适应、变异和进化；而宿主方面本身的遗传特征不同，对这个病的反应也不同。因此，在疾病新出现的早期阶段，我们需要注意对基本的疾病状况进行一些细致的、深化的描述。

　　对于一个新发疾病，它的临床表征、表型、自然病程，急慢性的状况、易感性的状况、易感人群的识别、病毒的变异趋势等,都会产生不同的状况,需要我们更进一步的认识和识别。

又如,涉及冠状病毒,病原本身就有很多复杂性……它将如何进化、变异,这些都是未知数。大家都已经知道了 2019 冠状病毒病的病原,它是一种新型的冠状病毒,国际病毒分类委员会把这种新冠病毒命名为 SARS - CoV - 2,为什么这么命名呢? 因为它和 SARS 冠状病毒有一定的核苷酸序列吻合性,大约为 80%。当然,如果在生物学上,核苷酸具有 20% 左右的差别,它的表现、本质还是有很多不同的,但它也有相互关系。所以我们需要对这个病原给予更多、更新的认识。涉及冠状病毒时,病原本身就有很多复杂性,从免疫原性、和宿主的关系上,SARS - CoV - 2 都有我们把握不住的东西,所以我们需要给予特殊观察。我刚才也讲到,患者(宿主)所表现的病状不尽相同。从宿主的角度,SARS - CoV - 2 从自然宿主通过某种途径进入人体、感染人体。从病原的角度,病毒面对一个新的宿主,需要适应新的环境,于是在生物学上,就会出现所谓的"宿主适应"的情况,这时的病毒容易发生变异,以进化出适应新的宿主的状态。

或许它理想的状态就是传播性持续存在或加强,但致病性相对下降,如果这样,它就能相对长期地存在于宿主体内。病原本身的变化既是环境因素变化后的因变量,又是影响宿主病状的自变量,因此形成了目前新发疾病从病原学角度和宿主角度的不同表现。所以,对于病原,一定要给予特殊的、深化的认识,我们目前对它的认识还很不够,病原将要向哪个方面去进化和变异都还是未知数。不同传播来源的病毒生存环境不同、生存机会不同,比如病毒遇到不同的治疗条件、不同的干预措施、不同的宿主特点时,会影响病毒的不同变化。

概而言之,我们必须充分注意到,新病原进入人类这个新宿主后,会发生从病原和宿主两方面的变化,对于新发疾病,这是必须关注的重要特点。

在病毒血症、ARDS、类 SOP、高凝/纤溶和 VTE、心肌损伤及其相关标志物、AKI 等方面对该病发生、发展的认识已如前述。

我今天反复强调,这个病是一种新发疾病,它的很多疾病规律是我们认识得不清楚的,需要进一步探究。但希望大家掌握一些基本的疾病诊断和科学规律,比如核酸检测要多部位进行,包括以下 5 个部位——咽、唾液、下呼吸道分泌物、血液和肛;还有抗体检测,如 IgM 可作为急性期抗体,IgG 可作为

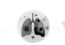

恢复期抗体。

2. 呼吸道病毒感染临床能力提高和研究展望

陈荣昌(2 月 29 日)

第一,我们一定要认识呼吸道病毒的常见性和重要性;第二,建立面向临床的检测平台。目前不少医院依赖 CDC 检测呼吸道病毒,现在很难往前走。对于广东省的政策而言,如果让 CDC 帮忙进行病原学检测,CDC 必须负责被检测人的流行病学规律的调查,还有对他周围人进行随访,这样的话工作量很大。如果我们进行鉴别诊断,只是怀疑,送 CDC 检测也是不合理的,除非高度怀疑传染性的病毒感染才会送检;第三,重视抗病毒药物的合理选择和应用,在一些年轻医生中,这方面的问题还没有被重视;第四,临床与基础结合的呼吸道病毒研究。

1) 呼吸道病毒检测——肺部感染与新发传染病的病原学诊断方法

首先如果我们明确病因,那就可以指导治疗决策。我记得有一个肺炎患者,除了对抗菌药物无效、肺部阴影不断增加以外,一般状态良好,但是 9 天里用了 6 种抗菌药物,刚开始用氟喹诺酮类,后来用三代头孢加大环内酯类,最后使用万古霉素联合亚胺培南西司他丁钠。在这个时候,临床医生询问我还要不要再加抗真菌药物。如果是病毒感染,那么我们使用的药物都不会有效。后来检查出是病毒,就没必要使用这么多抗菌药物。其次,要实现病毒感染的早期诊断和治疗,因为后期治疗效果比较差,早期治疗效果好。但如果没有病原学检测,也无法实现早治疗。还有,减少抗菌药物的不合理使用、监控新发传染病、探索新的预防方法等,都需要有呼吸道病毒检查。

图 6 - 1 是《IDSA 2018 年流感指南》(以下简称《指南》)中有关病毒检测的流程,单纯看流感检测的指征就有很多,而在临床实践里面,我认为我们的病毒检测存在不足。

《指南》中建议的流感检测方法有快速流感诊断测试(RIDTs)、免疫荧光检测、快速分子检测、反转录聚合酶链反应检测、病毒培养和血清抗体检测,建议门诊以快速流感诊断检测为主。这次新冠肺炎出现后,国家科技部和各省的科技厅的应急项目都有快速检测方法学的研究。

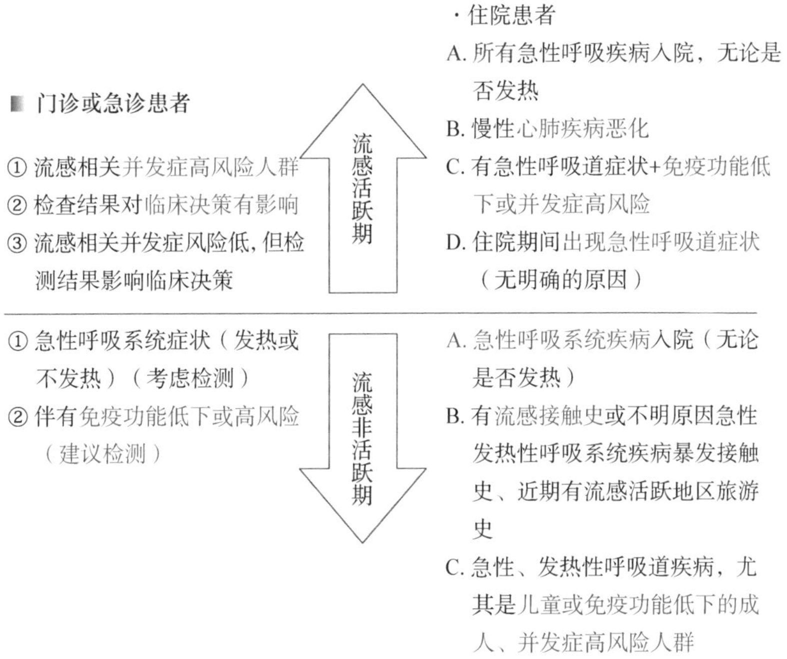

・住院患者

A. 所有急性呼吸疾病入院，无论是否发热

B. 慢性心肺疾病恶化

C. 有急性呼吸道症状+免疫功能低下或并发症高风险

D. 住院期间出现急性呼吸道症状（无明确的原因）

■ 门诊或急诊患者

① 流感相关并发症高风险人群

② 检查结果对临床决策有影响

③ 流感相关并发症风险低，但检测结果影响临床决策

流感活跃期

流感非活跃期

① 急性呼吸系统症状（发热或不发热）（考虑检测）

② 伴有免疫功能低下或高风险（建议检测）

A. 急性呼吸系统疾病入院（无论是否发热）

B. 有流感接触史或不明原因急性发热性呼吸系统疾病暴发接触史、近期有流感活跃地区旅游史

C. 急性、发热性呼吸道疾病，尤其是儿童或免疫功能低下的成人、并发症高风险人群

▲ 图 6-1 《IDSA 2018 年流感指南》——流感病毒检测指征

检测方法

快速流感诊断测试（RIDTs）

免疫荧光检测

快速分子检测

反转录聚合酶链反应（RT-PCR）检测

病毒培养

血清抗体检测

• 门诊患者，快速分子检测优于RIDTs

• 住院患者，首选RT-PCR法检测

• 住院的免疫功能低下患者，或临床需要病原学诊断指导临床决策的免疫功能正常者，推荐采用多重RT-PCR检测包括流感病毒在内的病原谱

• 住院患者中不推荐免疫荧光法和RIDTs检测流感病毒

• 不推荐临床常规应用病毒培养和双份血清学进行诊断

▲ 图 6-2　流感检测方法的选择

（1）流感检测、诊断与治疗流程。整个流程里要结合诊断和治疗的需要，所以要判断是否有流感的表现，如果有流感表现，对于住院患者来说，建议在检测流感的同时开始经验性抗病毒治疗。整个决策要结合临床，根据是否需要住院、是否存在高危因素等来决定我们的检测和用药的情况。

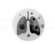

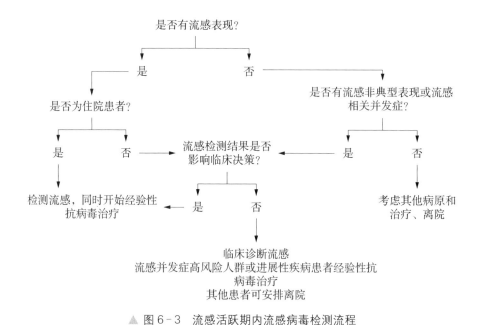

▲ 图6-3　流感活跃期内流感病毒检测流程

（2）呼吸道病毒检测的体会。现在快速抗原检测不够敏感（现有试剂），我前几个月会诊的一个入住 ICU 的患者，门诊进行了快速抗原检测，结果为阴性，我坚持还要做 PCR 检测，结果为阳性。PCR 是标准的诊断方法。我请教过 CDC 专家，他们说抗原检测的敏感性只是 PCR 检测的千分之一。咽拭子阳性率低于下呼吸道标本，尤其在禽流感病毒和现在的新冠病毒感染的患者。恢复期抗体作为进一步论证诊断。这次新冠肺炎出现后，IgM 可以在发病后 3～7 天出现，对诊断有意义。病毒分离的阳性率低，只是重要的研究工具，不用于临床诊断。注意其他呼吸道病毒感染的可能性，我们不能只检测流感病毒或新冠病毒。

2）建立面向临床诊治的呼吸道病毒研究平台

要明确诊断就要有面向临床的检测方法。为了解决这个问题，SARS 以后，我们就开始启动面向临床诊治的呼吸道病毒研究平台。

现在有许多新的分子生物学诊断技术。这次因为新冠病毒疫情中，政府支持很多研究团队进行了多方位的基础研究，探索新的检测方法。有可以把标本放在里面全自动检测，1 小时到 1 个半小时就能快速出结果的整合多重 PCR 的微流体系统技术（Film-Array & GeneXpert）；还有一些其他新型的诊断技术，比

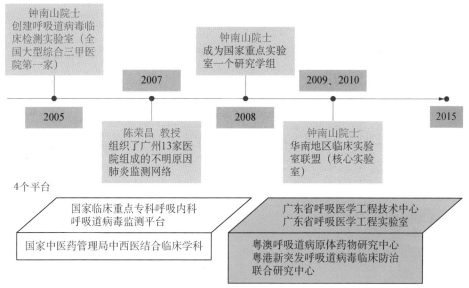

▲ 图6-4 广州呼吸健康研究院临床病毒学组发展历程

如芯片技术（Verigene System& 晶芯），基质辅助激光电离解析-飞行时间质谱技术（MALDI-TOF），傅里叶变换红外光谱技术（FT-IR），二代、三代测序技术，现场快速检测等。希望能够达到"四高"技术要求：高通量、高速度、高灵敏、高精确。但很多都在研究和初步临床试验阶段。作为临床医生，我和很多同事交流探讨过。研发新的检查技术不是我们临床医生的专长，我们不懂得如何研发，但这些方法在临床应用过程中的特异性、敏感性、影响因素是临床医生需要考虑并进行研究的问题。我们必须在临床上里面开展相关研究，才能够正确解读检验结果，指导临床诊断。

我们要结合标本采集是否合适，标本运送是否按照标准进行，实验室检测是否及时，结果和临床是否相符，一定要使呼吸道病毒检测结果与临床诊治结合，这样才能提高我们的检验水平和临床诊治水平。

大家逐渐会形成一个概念，全病程、多时点采样，规范流程，能够提高病毒检测的阳性率。如果为了减少检测的次数，我们之前做过把咽拭子和鼻拭子放在一起进行检测，不用分开做，阳性率比单一标本检测高，而且还是做一次检测，可节约成本。所以把多种标本同一时间进行检测，能够提高检测的阳性率。

对于流感而言，早干预、早用药能够减少重症和病死率。所以如果我们早诊断，对患者的预后是有影响的。

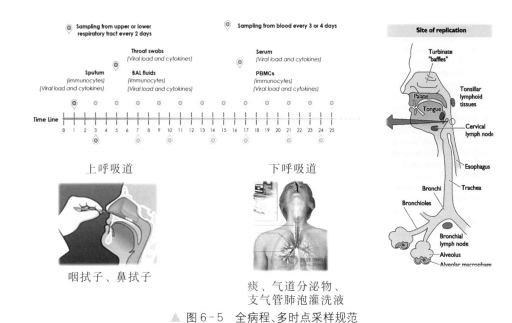

上呼吸道　　　　　　　　下呼吸道

咽拭子、鼻拭子

痰、气道分泌物、
支气管肺泡灌洗液

▲ 图6-5　全病程、多时点采样规范

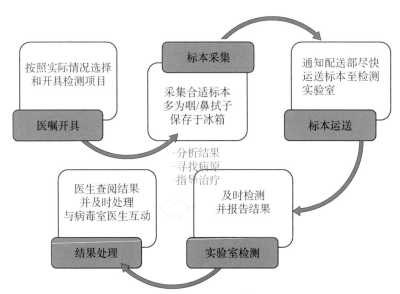

▲ 图6-6　呼吸道病毒检测与临床诊治的互动

3）重视抗病毒药物和合理选择应用

在使用抗病毒药物的时候，我们要考虑抗病毒药物的选择、剂量、疗程以及特殊人群的应用，不同的病毒所需要的药物也不一样。

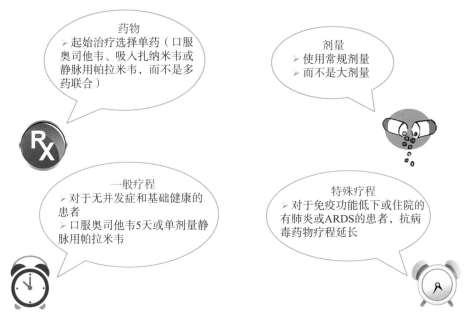

▲ 图 6-7 抗病毒药物的选择、剂量及疗程

十几年前抗病毒药物很少，现在增加了一些抗病毒药物，但是种类不多，估计在未来 10 年后，可能会有多种类型的抗病毒药物出现。但我们需要重视不同病毒和相应的治疗药物的选择。我在查房的时候询问青年临床医生："是否检测了病毒？"回答说："检查了，结果阴性。"认真审阅后，发现他检查的是病毒的抗体。呼吸道病毒感染早期应该检查抗原或者核酸，而抗体是后期才会呈现阳性。关于抗病毒药物，不少临床医师使用阿昔洛韦治疗急性下呼吸道感染。但是阿昔洛韦是抗单疱病毒类的药物，对流感病毒无效。我在临床实践中看到过不少类似的问题。所以我想提醒大家共同关注，针对不同的病毒在选择药物时需要进行分析与思考。王辰院士牵头的有关瑞德西韦对新冠病毒的研究，我们还在期盼研究的结果，希望能够指导我们合理选用。

（1）抗流感治疗——尽快使用。早期使用抗病毒药物，可抑制病毒的复制和致病。在疾病的后期，病毒载量已经不高，甚至是已经转阴，但肺损伤已经形

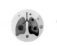

表6-1 抗病毒治疗药物对照表

	治疗	预防
甲流和乙流	奥司他韦(口服)Osletamivir 扎那米韦(吸入、静滴)Zanamivir 帕拉米韦(静滴)	疫苗(灭活、活)奥司他韦、扎那米韦
甲流	金刚烷胺 Amantadine(口服)、金刚烷乙胺(口服)	
呼吸道合胞病毒	利巴韦林 Rabivirin(吸入、静滴)	帕利珠单抗 Palvizumab(肌注)
腺病毒	西多福韦 Cidifovir(静滴)	4、7型疫苗
鼻病毒	普可那利(Pleconarilt)	干扰素(鼻内)
肠病毒	青可那利(Pleconarilt)	
偏肺病毒	利巴韦林 Rabivirin(静滴)	
汉坦病毒	利巴韦林 Rabivirin(静滴)	
水痘-带状疱疹	阿昔洛韦 Aciclovir(静滴)	疫苗

成。因此,后期使用抗病毒药物的效果不如早期明显。所以无论是否有疫苗接种史,疑诊或确诊的患者都需要立即开始治疗。比如,因流感住院的患者,病情严重或持续进展的门诊患者,有流感相关并发症高风险的门诊患者,包括有慢性病或免疫功能低下的患者,小于 2 岁的儿童或大于 65 岁的老人,以及孕妇或产后 2 周内的产妇,都应尽快使用抗病毒药物。

(2)抗流感治疗——建议使用。对于怀疑或确诊流感,出现流感并发症的低风险低人群,这类人可能在几天内就会好转,很多人觉得不应该使用抗病毒药物。但是在《IDSA 2018 年流感指南》中明确提出,对于以下人群来说,如果存在下述情况,建议给予抗流感病毒药物治疗:①门诊患者:起病≤2 天;②有症状的门诊患者:其家庭中需要接触人群中,有流感相关并发症高风险的人,尤其是有严重免疫功能低下者;③医疗保健人员:其负责看护的患者中有流感相关并发症高风险者,无论是否有疫苗接种史。

4)建立全面生命支持的重症病例救治平台

病毒性肺炎威胁生命的最常见的是 ARDS,也会有多器官功能衰竭。所以建立全面生命支持的重症病例救治平台很重要,它是降低病情的重要措施。

☐ 机械通气
☐ ECMO
☐ IABP
☐ CRRT
☐ MARS
☐ 可以同时

▲ 图6-8　生命支持的重症病例救治平台

　　按照病情不同严重程度进行分级的呼吸支持。早期进行氧疗或者高流量氧疗,病情进展、呼吸困难明显时可以尝试无创通气,重症患者需要气管插管有创通气。

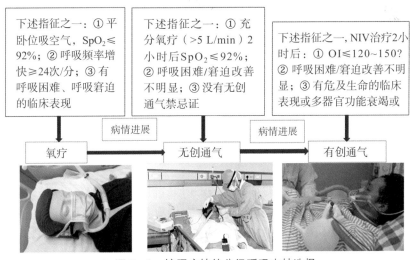

▲ 图6-9　按照病情的分级呼吸支持选择

　　这是我们当年抗"非典"的时候,同事给患者做鼻罩无创通气的真实图片(中),我们当时使用鼻罩CPAP比较多。没有一项前瞻对照研究告诉我们该使用哪种模式、哪种面罩更好,但是我们考虑使用鼻罩CAPA的主要原因包括以下几个方面:第一,这种患者的无创通气是持续使用的,可能需要使用几天甚至一两周,鼻罩的无创通气依从性是最好的;第二,由于CPAP不需要人机同步,所以持续 24 小时使用鼻罩 CPAP 作为首选,但是我们没有循证医学依据。

图 6-10 所示为广州呼吸健康研究院呼吸与危重症医学科收治的一个两肺白肺、H1N1 流感患者。胸部影像这个患者最后单用呼吸机无法支持,只能用 ECMO 全方位支持,治疗这样的重症患者难度非常大。最后经过一个月 ECMO,两个月有创通气,顺利拔管康复出院。

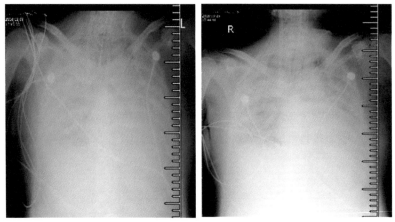

▲ 图 6-10　某 H1N1 流感患者胸部影像图(广州呼吸健康研究院呼吸与危重症医学科提供)

这样的病例在条件比较好的医院是有机会存活的,而且远期康复的效果通常也不错。出院的时候肺部还有很多纤维灶,但过半年、一年可以恢复得很好,能够正常运动和工作。所以对于这样的病例,我觉得应该给予全方位的生命支持,降低病死率,而且远期效果比较好。

5)开展临床—呼吸道病毒学联合研究

开展基础与临床相结合的呼吸道病毒研究,科学探索,这样的研究结果指导我们临床诊断与治疗,能够让我们做事情有根有据,才能提高真正的能力和效果。早期诊断、早期干预、重症预警、重症治疗都是临床的研究课题。比如有些实验室研究出检测方法,临床要通过临床研究去判断它的特异性、敏感性、阳性预测值、阴性预测值,如何建立标准的筛查流程,早期应用抗病毒药物如何优化应用、效果如何,重症患者有没有标志物(病毒载量、炎症介质谱的变化规律等)。重症预警病例如果没有早期干预,有比较大的概率会发展为危重症,需要机械通气。我们在这个时候去探索特殊的治疗方法,尤其是抗病毒血浆治疗等,是希望能阻止此类患者发展为真正的危重症患者,我认为特别值得探讨。重症救治需要全方位的生命支持,这方面也需要很多研究,包括这次新冠肺炎,什么时候使用无创通气,什么时候进行气管插管,什么时候使用 ECMO,这个领域真的需要我们恰当地使用呼吸支持。只有通过严格的临床循证医学研究,才能明白怎样才是合理、恰当的呼吸支持。

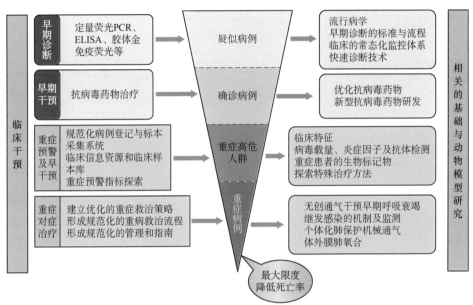

▲ 图 6-11　呼吸道新发突发传染病(病毒)的诊治策略

3. 为何需要有序开展临床研究?

 王　辰(3 月 8 日)

中国医学界能够走向成熟的一个重要标志,就是能够"在基于以往医学积累积淀的基础之上,严谨规范地诊断和治疗",就是抓住机会,真正冷静地做好一些研究。所以我一直在想,做临床研究,遇到这种病的时候一定要目光冷峻,一定要头脑清晰,一定要行动稳健迅捷。我很高兴地看到现在临床上有很多研究在开展,将现有的临床研究统筹和梳理,踏踏实实地去做好,这非常重要。其实我今天还有很多方面没有谈到,但是大家可以共同探讨。比如现在有了对抗细胞因子的一些方法、一些中医的疗法等。期望在临床研究方面,大家稳健务实,而且一定要基于前期大量的文献复习、前期对 2019 冠状病毒病冷静观察的基础之上，来设计一些好的研究。否则都一窝蜂地涌上去，容易出现一些乱象。但这个乱象恐怕难以避免，它也是学术发展、国家发展到某个阶段时会出现的现象。我们希望今后能够更加有序地开展一些临床研究，希望每遇到一些临床问题的时候，中国医学都能够站在国际医学科学的前列，真正能够立足于实际数据，回答一些科学问题。

 4. 为什么说"呼吸病学和危重症医学捆绑式发展"的学科发展格局对于应对疫情至为重要？

 王　辰（3月8日）

我在一线遇到很多来自全国各地的呼吸与危重症医学科的专科医生，他们都和我谈到了一个很深刻的感慨，就是在呼吸与危重症医学（PCCM）学科发展格局上，把呼吸病学和危重症医学捆绑式发展，对于应对这样的疫情是至关重要的！

试想，如果不是 PCCM 格局的话，我们现在对重症和危重症的认识和救治能力是不足的！如果不是 PCCM 格局的话，我们对于呼吸衰竭的救治、呼吸支持技术的应用能力是不足的，那呼吸学科就很难承担起它的责任来。而救治这些患者是需要把对因和对症高度结合起来，要深刻地认识到呼吸系统本身的病变——呼吸生理怎么样、呼吸病理怎么样、呼吸道病原怎么样、呼吸道病变怎么样，在此基础上，采取相应的以抗病毒治疗和呼吸支持治疗为代表的一系列疗法的时候，PCCM 的学科格局显而易见是至关重要的。我也特别欣喜地看到，前期培养出来的呼吸与危重症医学科同道已经成为前线抗击疫情方面最主要的骨干力量，水平很高。他们头脑清晰，能够解决问题，很能显示他们的专业水准以及专业水准给患者带来的福祉，这点我深感欣慰。

呼吸学科经过这些年的建设，大家在这次疫情中所表现出来的专业水准和能力，我深感欣慰。呼吸学科正处于迅速由大学科向强学科的发展过程中，这也是对我们学科建设、人才培养成果的一次检验。在各地领衔的专家里，最多的就是呼吸专科医生，而呼吸专科医生都比较低调，不太善于表达，一直踏踏实实地工作。2019 冠状病毒疾病正好对应呼吸学科专业，我们应责无旁贷地在专业上担当。呼吸学科对国家是做了重大贡献的。我们心里非常惦记一些已经被感染的呼吸专科医生。特别当得知彭银华、黄文军两位呼吸专科医生在武汉去世的时候,心里非常难过,他们为国家和人民殉职、牺牲,是烈士,值得我们深深敬仰。

希望在武汉或者全国各地抗疫一线的呼吸与危重症医学专科的同道们,能够多一些交流、多一些学术上的想法,对疾病规律认识得更充分一些。同时,我们更应该着眼于未来,从学科建设上、人才培养上真正替国家担当起防治疾病的重任。

我记得自己这些年在不同场合多次提到:在我们的有生之年,在未来的几十年,很有可能碰上流感或者其他呼吸道传染病等大疫情。最近大家都体会到了,仅隔17年之后,冠状病毒卷土重来。冠状病毒的问题是一个特别值得去琢磨、研究的问题,我甚至在想,是不是未来这些年里,不同类别的冠状病毒还会兴风作浪? 这种可能性有多大? 我想可能性是不小的,看一看 SARS、看一看 MERS、看一看 COVID - 19,这十几年的时间里,冠状病毒已经是第三次危害人类健康了。

对冠状病毒鉴定的困难性和其对免疫功能影响的特殊性特别值得我们关注。下一步在整个公共卫生体系上,特别是在促进临床和预防的融合上,我们必须有一个清晰的思路,千万不能再是"预防和临床是完全分离的两条线"的状况了,这个状况会造成很大的问题。我们必须在整个体系上做出改变,痛定思痛,一定要产生一些非常智慧的想法。方向不能错,一定要保证我们整个的学科发展、整个应急和公共卫生体系的建设能够走在正确的道路上,并且对有些问题应当进行深刻的反思。SARS 之后不再提 SARS、不再对 SARS 问题进行深入的挖掘和反思,以至于今天我们遭遇了新的被动,这都是我们需要思考的问题、吸取的教训,我们对未来也应当有所谋划。

20 讲日程表

（1）2020.02.01 蒋荣猛（北京地坛医院感染二科）：新冠肺炎的诊疗

（2）2020.02.02 黄怡［海军军医大学第一附属医院（上海长海医院）呼吸与危重症医学科］：新冠病毒院内感染防控困难

（3）2020.02.03 郭佑民（西安交通大学第一附属医院影像科）：输入性新冠肺炎的影像学特点与识别

（4）2020.02.04 赵建平（华中科技大学同济医院呼吸与危重症医学科）：呼吸与危重症医学科医护人员在新冠病毒的肺炎救治中要承担特殊职责

（5）2020.02.05 胡明（武汉市肺科医院重症医学科）：重症新冠肺炎武汉专家组经验

（6）2020.02.06 李强（同济大学附属东方医院呼吸医学中心）：针对新冠肺炎疑似患者医疗照护期间的感染预防与控制

（7）2020.02.07 黎健（上海交通大学医学院附属瑞金医院临床研究中心）：从 *Lancet*、*NEJM* 新冠肺炎论文视角解读疫情防控

（8）2020.02.09 宋元林（复旦大学附属中山医院呼吸与危重症医学科）：新冠肺炎的药物治疗

（9）2020.02.10 周敏（上海交通大学医学院附属瑞金医院呼吸与危重症医学科）：感冒、流感、普通肺炎与新冠的鉴别诊断

（10）2020.02.11 施毅（南京大学医学院附属金陵医院呼吸与危重症医学科）：新冠肺炎核酸检测的价值、问题与对策

（11）2020.02.28 瞿介明（上海交通大学医学院附属瑞金医院呼吸与危重症医学科）：新冠肺炎诊治中近期关注的热点问题

（12）2020.02.29 陈荣昌（深圳市呼吸疾病研究所）：呼吸道病毒——下呼吸道感染常见的病原体

（13）2020.03.01 曹彬（中日友好医院呼吸与危重症医学科）：新冠病毒抗病毒治疗有药可期

（14）2020.03.02 迟春花（北京大学第一医院全科医学科）：基层新冠肺炎感染防控要点

（15）2020.03.03 吴安华（中南大学湘雅医院感染控制中心）：医疗机构新冠肺炎防控与医务人员防护要点

（16）2020.03.04 曾光（中国疾病预防控制中心）：新冠肺炎防控新进展

（17）2020.03.05 张笑春（武汉大学中南医院影像科）：新冠肺炎影像

（18）2020.03.06 郭强（苏州大学附属第一医院重症医学科）：加重新冠肺炎的血流动力学等变化

（19）2020.03.07 刘良（湖北同济法医学司法鉴定中心，华中科技大学法医系）：深度聚焦新冠肺炎病理改变

（20）2020.03.08 王辰（中国工程院，中国医学科学院北京协和医学院，中国医学科学院呼吸病学研究院，中日友好医院呼吸中心，国家呼吸临床研究中心）：2019 冠状病毒病，科学的认识与应对